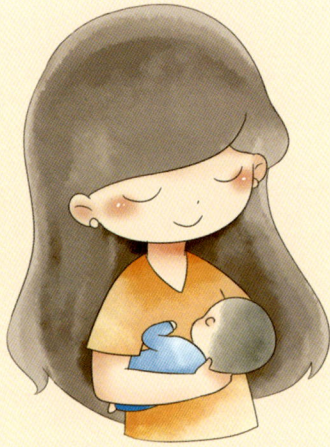

新手妈妈

母乳喂养图册

主编

陈　诚

刘小艳

戴婷婷

重庆大学出版社

图书在版编目（CIP）数据

新手妈妈：母乳喂养图册 / 陈诚, 刘小艳, 戴婷婷
主编. -- 重庆：重庆大学出版社， 2025.4. -- ISBN
978-7-5689-4935-4

Ⅰ. R174-64

中国国家版本馆CIP数据核字第2025SP6147号

新手妈妈：母乳喂养图册
XINSHOU MAMA ： MURU WEIYANG TUCE

主　　编　陈　诚　刘小艳　戴婷婷

策划编辑：张羽欣
责任编辑：张羽欣　　装帧设计：原豆文化
责任校对：王　倩　　责任印制：张　策

重庆大学出版社出版发行
出版人：陈晓阳
社　　址：重庆市沙坪坝区大学城西路21号
邮　　编：401331
电　　话：（023）88617190　88617185（中小学）
传　　真：（023）88617186　88617166
网　　址：http://www.cqup.com.cn
邮　　箱：fxk@cqup.com.cn（营销中心）
全国新华书店经销
印刷：重庆亘鑫印务有限公司

开本：720mm×960mm　1/16　印张：5.25　字数：57千
2025年4月第1版　　2025年4月第1次印刷
ISBN 978-7-5689-4935-4　　定价：52.00元

编委会

主　编　陈　诚　刘小艳　戴婷婷

副主编　龙雪萍　杜　霞　田海琦

插　画　刘恒玉

音视频　戴婷婷　龙雪萍　徐　敏

　　　　李佳遥　刘秋越　罗　婧

摄　影　向燕妮

陈 诚

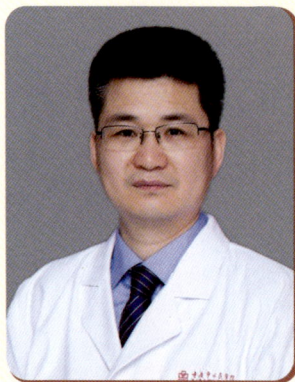

医学博士，主任医师，硕士/博士研究生导师，博士后指导教师，重庆市人民医院妇产科主任，重庆市医学领军人才，重庆市人民医院"百名学科人才"，美国贝勒医学院访问学者。担任全国和重庆市多个专业学术组织的常务理事、理事、副主任委员和委员，担任核心期刊《中国计划生育和妇产科》和《机器人外科学杂志》的编委，担任《中华医学杂志》《中南大学学报》《重庆医科大学学报》和《中国细胞生物学学报》等中国科学引文数据库（Chinese Science Citation Database，CSCD）收录期刊的审稿专家。

先后主持国家自然科学基金及重庆市科技局项目（含重点项目）5项；作为主要完成人参研国家自然科学基金及省部级课题12项。参编专著2部，主编科普丛书1套，主审科普图书1部；发表SCI及核心期刊论文50余篇，参与编写行业专家共识6项；授权国家发明专利5项、实用新型专利5项。2019年和2020年连续两年获评重庆"金口碑医生"，2021年获评"重庆名医"。多次在重庆电视台录制医学科普节目，2022年和2023年连续两年获得由国家卫生健康委、科技部、国家中医药局、国家疾控局、中国科协共同主办的"新时代健康科普作品征集大赛"优秀视频奖。

刘小艳

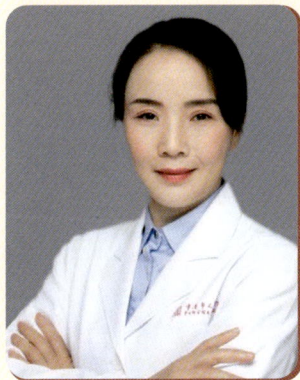

重庆市人民医院主任护师，国际认证泌乳顾问，国家高级健康管理师，流产后关爱（Post-abortion care, PAC）高级咨询师，助产士，中国妇幼保健协会妇幼健康服务产业委员会委员。曾在陆军军医大学第一附属医院妇产科工作20余年，专业方向为妇幼健康管理与感染防护。

先后主持重庆市科技局及卫生健康委员会科研项目等课题4项，参研国家自然科学基金和重庆市科技局重点项目等省部级课题5项，参与重庆市卫生适宜技术推广项目1项。发表 SCI 及核心期刊论文近30篇；主编科普图书1部，参编专著4部；授权国家发明专利5项、实用新型专利5项。

长期从事科学普及教育工作，曾参与录制重庆市教育委员会和重庆卫视联合制作的2018年春季学期"开学第一课"，面向全重庆市600万中小学生公开授课。2018年开始开设母乳喂养与产后避孕门诊，至今已完成相关咨询服务逾6000人次，成功为孕产妇解决各类哺乳及产后避孕问题。在重庆电视台录制了2期"母乳喂养"科普节目；2022年和2023年连续两年获得"新时代健康科普作品征集大赛"优秀作品提名奖；主编的科普图书《母乳喂养宝典》曾入选重庆市农家书屋推荐目录；作为负责人，带领仁医妇产母乳喂养科普团队获评2023年度"典赞·科普重庆"优秀科普团队，并获得重庆市科技局2023年科技传播与普及项目资助。

戴婷婷

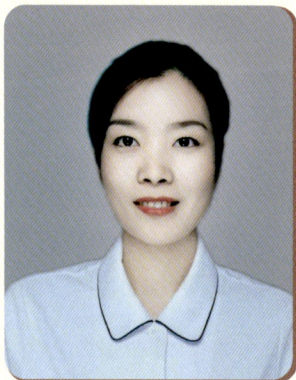

医学学士，副主任护师，助产士，国家级产科专科护士，重庆市人民医院妇产科副护士长，重庆市妇幼保健院等级评审专家。担任全国和重庆市多个专业学术组织的副主任委员和委员。从事妇产科专科护理、教学和科研工作 10 余年，专业方向为孕产妇健康管理与母乳喂养指导。

主持科普重点项目 1 项，科技创新基金项目 1 项，新技术 3 项，参研省部级重点项目及厅局级等各级科研项目 6 项，参与重庆市卫生适宜技术推广项目 2 项。发表 SCI 及核心期刊论文 10 余篇；主编科普图书 1 部；授权国家发明专利 2 项、实用新型专利 6 项。

积极推进专科护理相关科普宣教工作，科普活动组织及推广经验丰富。所在的仁医妇产母乳喂养科普团队获评 2023 年度"典赞·科普重庆"优秀科普团队，制作的多部科普作品在全国各级各类比赛中屡获殊荣。

对婴儿来说，母乳是最天然、最安全和最理想的食物。母乳不仅能满足婴儿生长发育的需要，适应婴儿尚未成熟的消化和吸收能力，还能促进婴儿器官的发育和功能成熟。母乳中含有大量免疫活性物质，可提高婴儿的免疫力，降低婴儿罹患过敏性和感染性疾病的风险。同时，母乳喂养可以促进妈妈子宫收缩、帮助产后形体恢复，还可以降低产后抑郁、乳腺癌、高血压、心血管疾病和 2 型糖尿病的发病风险。

世界卫生组织（World Health Organization，WHO）倡议：在生命的最初 6 个月，婴儿应完全母乳喂养，以实现最佳生长、发育和健康；在 6 个月之后，在给予婴儿充足安全的补充食品的同时，建议继续母乳喂养至 2 岁或 2 岁以后。《母乳喂养促进行动计划（2021–2025 年）》也在努力促使我国 6 个月内纯母乳喂养率达到 50% 以上。

然而，联合国儿童基金会和 WHO 最新联合发布的《全球母乳喂养数据》显示：全球形势并不乐观，仅有大约 40% 的 6 月龄以下儿童获得纯母乳喂养；仅有 23 个国家的纯母乳喂养率高于 60%；而我国的纯母乳喂养率仅为 29.2%，远低于世界 40% 的平均水平。

母乳喂养率偏低，既是医学问题，也是生物学问题，还是家庭问题，更是社会学问题。社会公众及母婴家庭对母乳喂养的科学知识了解不足，母乳喂养咨询指导服务的供给尚不充分，支持母乳喂养的政策环境需要改善等，均是导致母乳喂养率偏低的重要原因。有效的科普宣传是解决上述问题的重要途径。

习近平总书记高度重视科普工作，他强调"科技创新、科学普及是实现创新发展的两翼，要把科学普及放在与科技创新同等重要的位置"。科普工作的根本任务就是通过各种方式和途径向全社会普及科学知识、科学方法、科学思想、科学精神，是实现国家创新发展的重要基础性工作。做好母乳喂养科普工作，既符合国家政策导向，也符合国家创新发展需要。

本书的编者团队长期从事妇幼健康管理工作，团队成员拥有丰富的母儿护理经验，擅长科学普及推广，且成果丰富。团队已主编《孕产期健康管理》科普丛书 1 套（共 6 册），《母乳喂养宝典》科普图书 1 部。团队成员多次受邀在重庆电视台录制医学科普节目，先后 4 次参加"新时代健康科普作品征集大赛"并荣获优秀视频奖；仁医妇产母乳喂养科普团队获评 2023 年度"典赞·科普重庆"优秀科普团队。

本书聚焦于产妇母乳喂养共性问题，致力于通过科普相关知识，让新手妈妈们顺利实现母乳喂养。本书采用图谱描绘与音视频指导相结合的方式，对乳汁分泌、产时乳房护理、产后母乳喂养中常见的认知误区等关键问题进行系统讲解。语言通俗易懂，图片简洁清晰，音视频生动形象，使读者易于理解、便于操作。相信每一位读者熟读本书后，将彻底填补既往母乳喂养知识的空白，提高母乳喂养意愿，改善母乳喂养技巧，从而有效提高母乳喂养的成功率，轻松愉快地度过母乳喂养期。

最后，祝贺《新手妈妈：母乳喂养图册》一书成功出版，祝福每一位美丽而伟大的妈妈！

罗 阳

第六届重庆市政协委员
"重庆青年五四奖章"获得者
重庆市科普研究会理事长
重庆科普作家协会副理事长
重庆科普作家协会健康专业委员会主任委员
2025 年 2 月

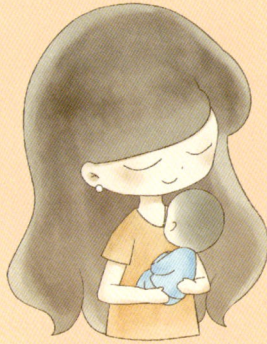

　　母乳是妈妈赠予宝宝最珍贵的礼物。母乳含有婴儿成长所需的所有营养成分和抗体：丰富且均衡的营养成分可以促进宝宝茁壮成长，而自带的抗体则可以有效预防婴儿感染并降低慢性病的发生风险。母乳喂养不仅是营养传输的重要途径，更是增进母子之间情感联结的最佳方式。

　　对于妈妈而言，母乳喂养可以促进子宫收缩，减少产后出血，有助于子宫的恢复；同时，母乳喂养有利于母亲产后身体的恢复和体重的控制；此外，母乳喂养还可以降低母亲罹患乳腺癌、卵巢癌等妇科疾病以及糖尿病、心脏病、产后抑郁等疾病的风险。

　　为了保护、促进和支持母乳喂养，1991 年 6 月，国际儿科学会率先在土耳其倡议发起"开创爱婴医院活动"，该活动迅速得到了联合国儿童基金会和世界卫生组织的支持，并发展成为一项全球性活动。1992 年 5 月，原卫生部发布了《关于加强母乳喂养工作的通知》，提出了促进和支持母乳喂养的 10 项措施，自此我国开始积极创建爱婴医院。爱婴医院在提供适宜的母乳喂养场所、促进母乳喂养成功方面起到了积极的推动作用。

然而，当前全球仅有40%左右的婴儿能在出生后6个月内得到纯母乳喂养。相比之下，我国的6个月以内新生儿纯母乳喂养率仅为29.2%，远低于世界平均水平。由此可见，母乳喂养的推广任重而道远。

母乳喂养率低，是社会、文化、生理、心理以及经济等多重因素交织影响的结果。孕产妇对泌乳过程的认知程度，对哺乳知识的理解和接纳情况，对哺乳期间常见问题的应对能力，以及父亲和其他家庭成员对母乳喂养的支持态度，还有社会层面的理解和帮助等，都是影响母乳喂养率的重要原因。

2021年11月，国家卫生健康委员会等15个部门共同发布《母乳喂养促进行动计划（2021-2025年）》，倡导社会各界共同承担责任，携手构建支持母乳喂养的友好氛围与支持体系。该计划明确提出：到2025年，母婴家庭母乳喂养核心知识知晓率达到70%以上，母婴家庭成员母乳喂养支持率达到80%以上，最终促使全国6个月内婴儿纯母乳喂养率达到50%以上。

本书的编者团队成员均来自临床一线，长期从事妇幼健康管理工作，并获得国际认证泌乳顾问（International Board Certified Lactation Consultant，IBCLC）资格和国家高级健康管理师等母儿健康管理从业证书，已成功为数千例孕产妇提供母乳喂养咨询服务。在长期的咨询服务过程中，编者团队发现，新手妈妈及其家庭在母乳喂养方面普遍存在心理准备不足和知识欠缺的问题。如何帮助新手妈妈建立母乳喂养的决心和信心，指导其成功实现母乳喂养，并轻松度过母乳喂养期，是编者团队一直想做的事情。

本书的编者团队根据多年母乳喂养和母儿管理的科学普及与推广经验，结合国际和国内的相关研究进展，编写了这本科普图书。内容全面覆盖怀孕前孕妇生理与心理准备、孕期身体状况调整、哺乳知识储备、围产期和产后母乳喂养实战等方面。书中采用平易近人的语言、简洁明亮的图片和生动形象的音视频，深入浅出地阐述了母乳喂养的科学知识和实用技巧。我们衷心希望本书能成为新手妈妈实现母乳喂养的得力助手，更期待在妈妈们沉浸于母乳喂养的温馨、体验那份独有的自豪、共享成功喂养的喜悦之时，宝宝们也能健康茁壮地成长，共同镌刻下一段段永恒的美好回忆。

编者

2025 年 2 月

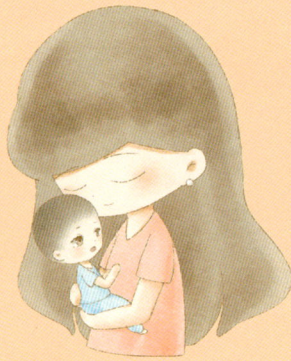

目 录

初识乳房

——妈妈的乳房，我的依恋

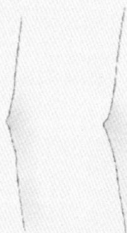

A. 乳头期　　　　B. 乳晕期　　　　C. 乳房期

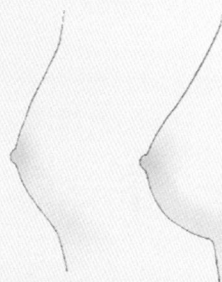

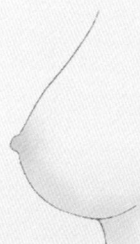　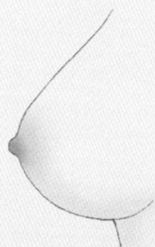　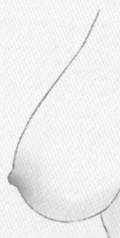　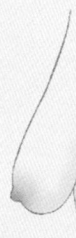

D. 成熟期　　　E. 哺乳期　　　F. 断乳期　　　G. 老年后

从女孩到老奶奶，乳房的发育见证了我们的一生……

乳腺小叶

乳房悬韧带

输乳管

肋骨

胸大肌

输乳孔

乳头

肋间肌

胸肌筋膜

乳房脂肪体

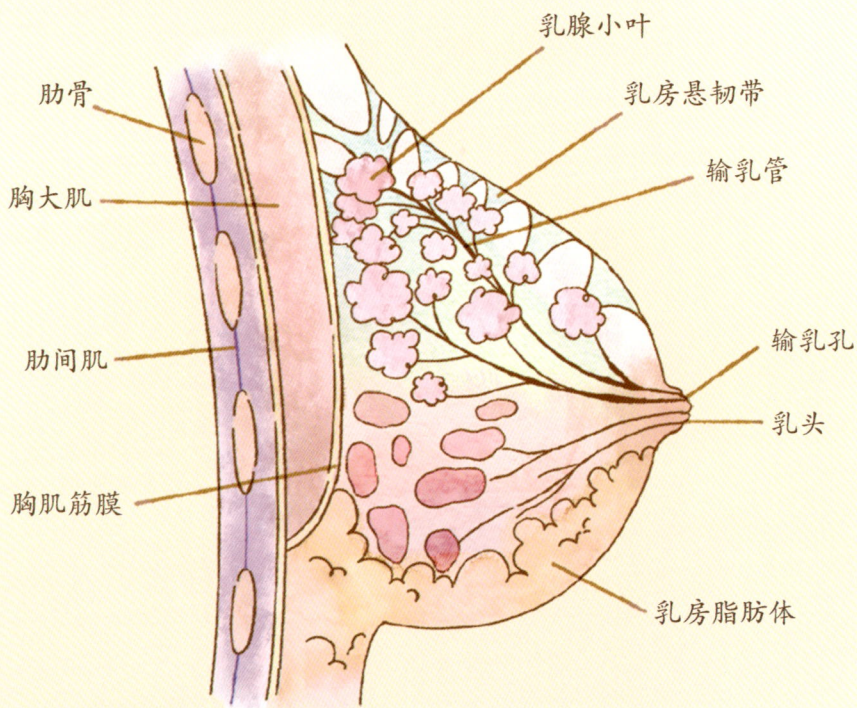

　　如果将乳房比作一种水果，它不像苹果那般结实，而是更像柔软的葡萄，葡萄枝是乳房中的各级导管，一颗颗葡萄就是小叶中的腺泡。如果我们用力按捏乳房，就如同粗鲁地按捏葡萄一样，可能会导致其"受伤"甚至"破碎"。因此，不可以暴力对待我们的乳房哟！

乳汁产生的机制

—— 我需要的，妈妈早已准备好

刚刚来到这个世界的我，对那被誉为"液态黄金"的初乳尤其感兴趣。妈妈，靠近你、被你拥抱、吸吮乳房，是我离开子宫后获取安全感并感受爱意的重要方式。

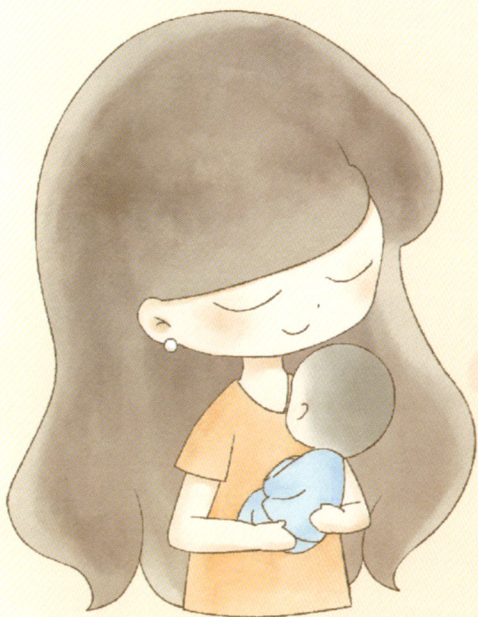

乳腺细胞受体
开始工作

大脑产生泌乳素

分泌乳汁

宝宝吸吮

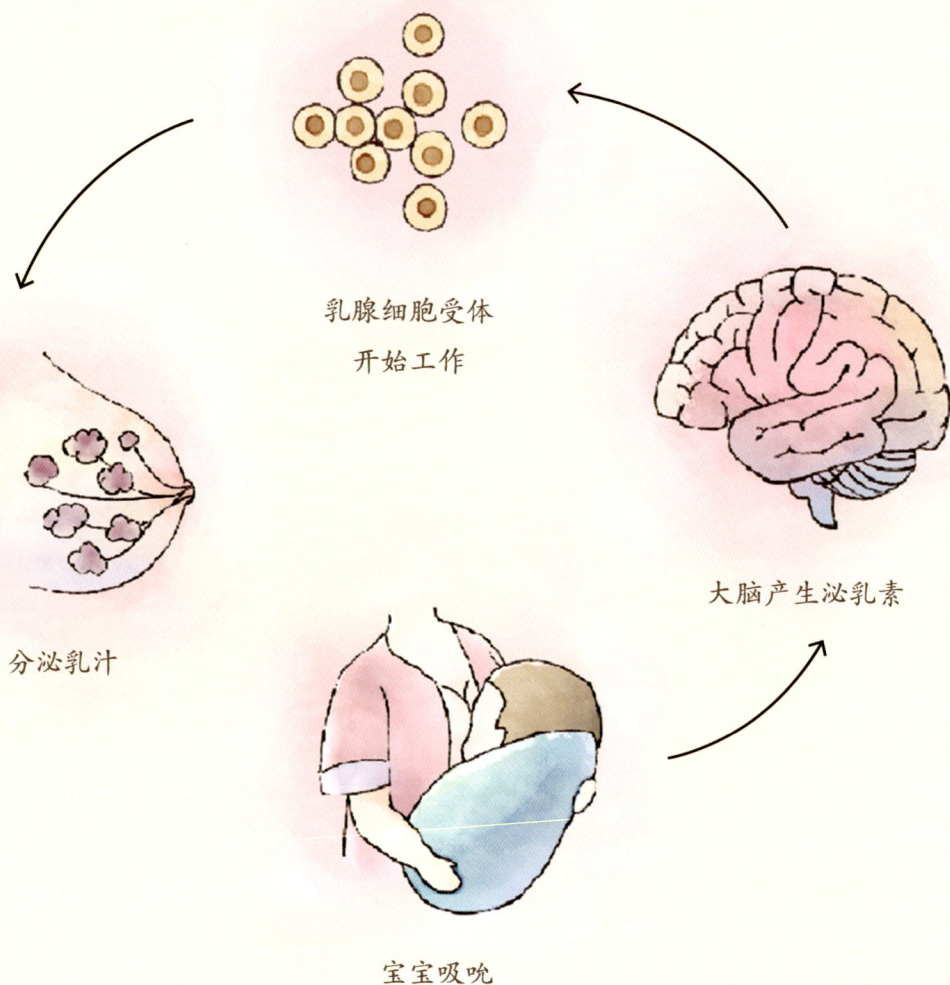

在孕 16 周左右，乳房开始分泌乳汁，此时体内孕激素占主导地位，而泌乳素水平相对较低。当我离开妈妈的子宫时，我的胃容量仅仅只有弹珠大小，妈妈，你的初乳能满足我所有的营养需求。

认识初乳

——我的免疫小城墙

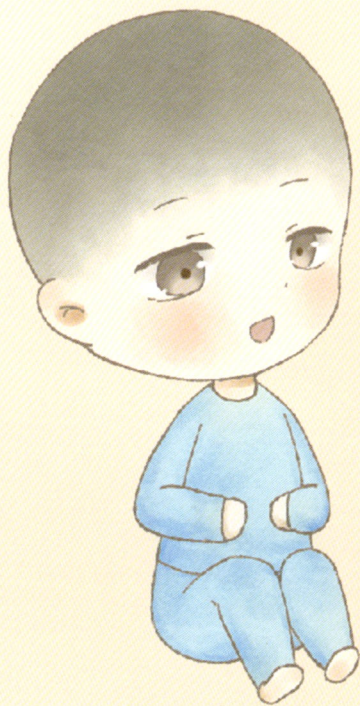

初乳是从孕后期到产后 2 ~ 5 天所分泌的乳汁，虽然量不多，但营养丰富。它完美适配刚刚来到这个世界的我那小小的胃容量及独特的进食习惯。初乳中富含蛋白质和免疫细胞，不仅能增强我的免疫力，还能促进我的肠道健康和神经系统发育，帮助我顺畅排便，并加速胆红素的排出，从而降低黄疸的发生率，为刚刚出生的我提供了初次免疫保护！

水分

脂肪

蛋白质

碳水化合物

益生菌

活性
细胞

维生素

矿物质

免疫活性成分

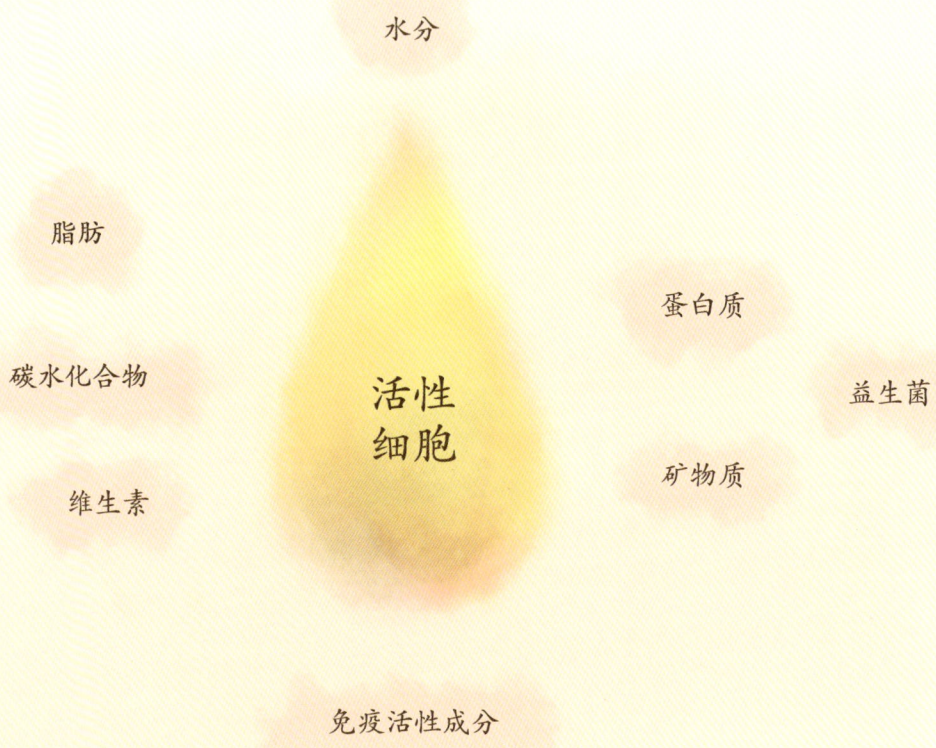

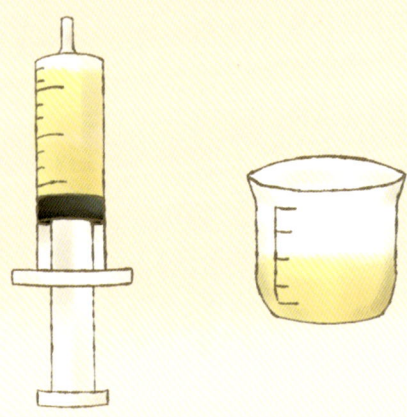

初乳是新生儿的第一针疫苗，妈妈，我不想错过它。

我出生后就具备的
能力

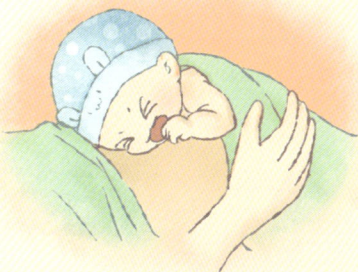

出生啼哭

分娩后，一旦被放到妈妈身上进行肌肤接触，我就会大声啼哭，这是为了让妈妈知道，我呼吸很正常哦。

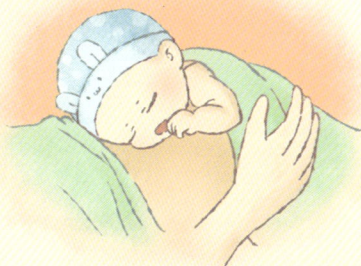

放松

戴上可爱的小帽子，盖上柔软的小被子，我在妈妈身上感到格外温暖，心情也放松一点啦。

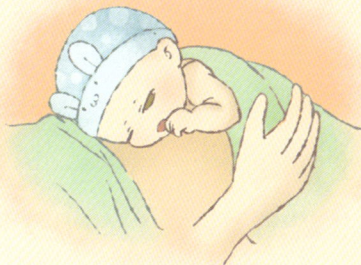

醒来

我准备睁开眼睛，移动我的头和肩膀。妈妈，我想见你。

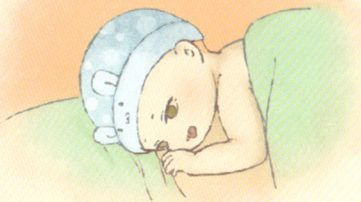

活动

我开始移动我的头、手和腿，嘴巴也微微张开，做起吸吮的动作。

休息

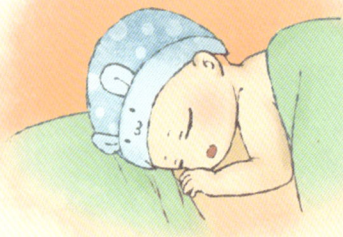

我可能随时要休息一下。

爬行

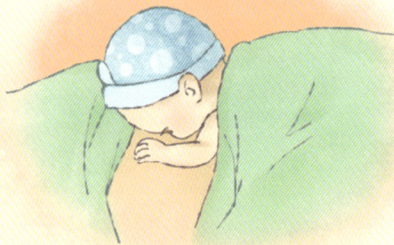

乳汁太香了，我要一步一步往上爬，找到乳汁在哪里。

熟悉

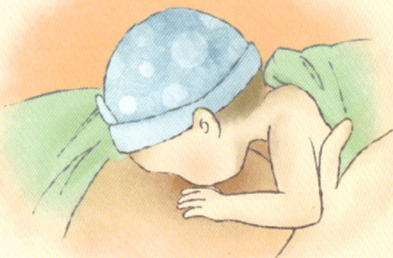

我会摸一摸、按一按、舔一舔，慢慢熟悉妈妈的乳房，这些让我自己来哦。

吸吮

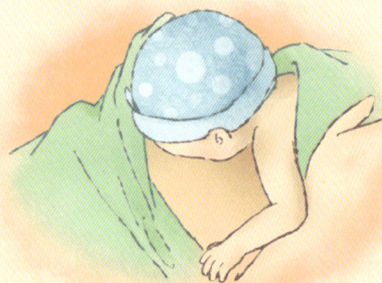

大约 60 分钟后，我开始第一次吸吮乳汁，这个过程通常会持续 15 分钟左右。

入睡

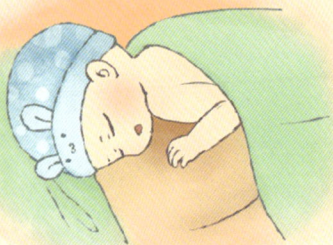

吃完妈妈的乳汁后，我感觉特别舒服，打算先睡上一个半到两个小时。

我的口腔结构

——天生就会吸吮

有效吸吮

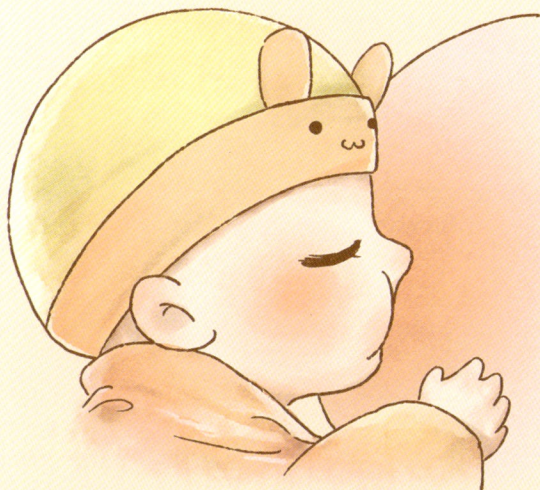

1 含住乳头及大部分乳房下组织。

2 乳房组织被拉长，形成一个长长的"奶嘴"。

3 乳头只占了这个"奶嘴"的 1/3。

4 吸吮乳房，而不仅仅是乳头。

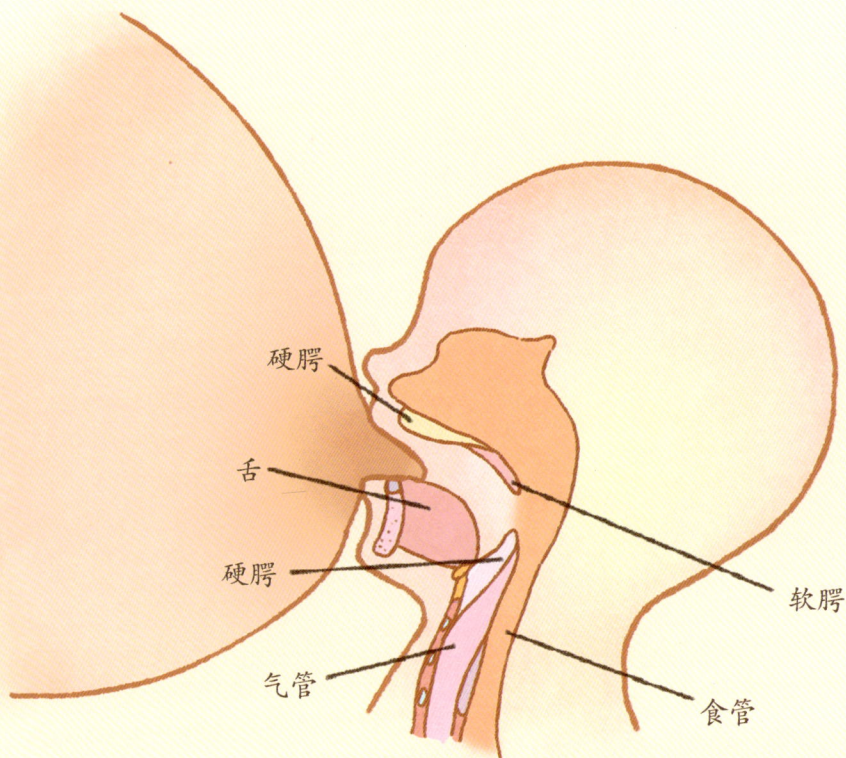

硬腭

舌

硬腭

气管

软腭

食管

跟大人比起来，作为一个婴儿，我口腔结构更适合做吸吮动作，用舌头卷住乳头及大部分乳房下组织，通过下颌运动产生的负压，将乳汁吸出乳房。

我的饥饿信号

早期信号
（最佳哺喂时机）

妈妈，我饿了。

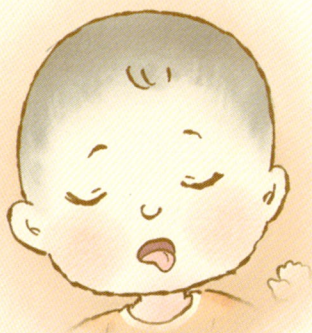

1 舔舌头。

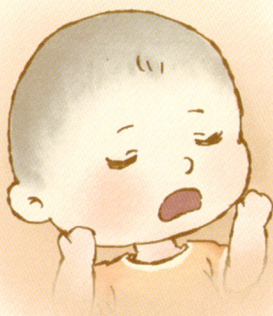

2 嘴巴张开。

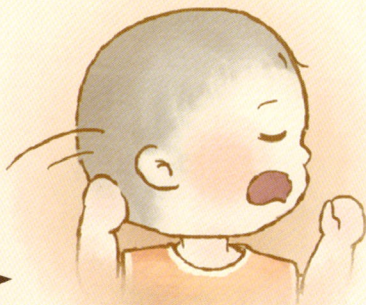

3 左右转头。

中期信号

妈妈，看看我，我真的饿了。

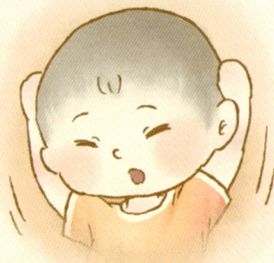

4 伸展身体。

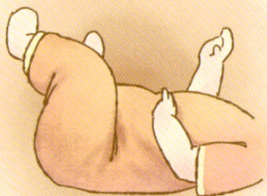

5 手舞足蹈。

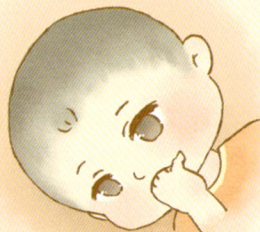

6 吸吮手指。

晚期信号

妈妈，我太饿了！安抚我！哺喂我！

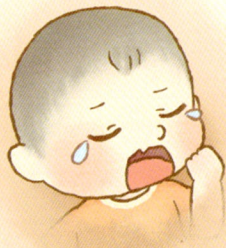

7 难以安抚。

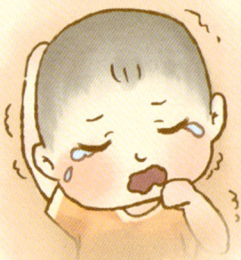

8 不安颤抖。

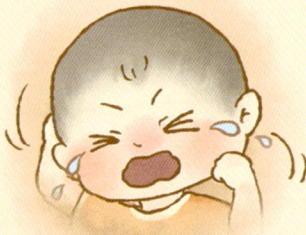

9 大声哭闹。

母乳喂养对妈妈的益处

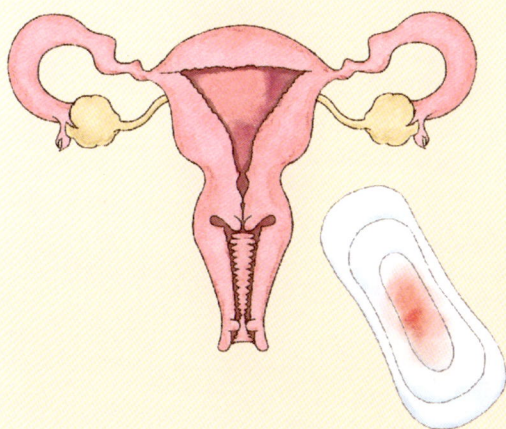

1 促进子宫收缩，减少产后出血。

2 利于形体恢复，避免产后肥胖。

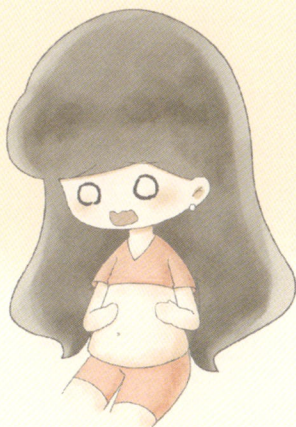

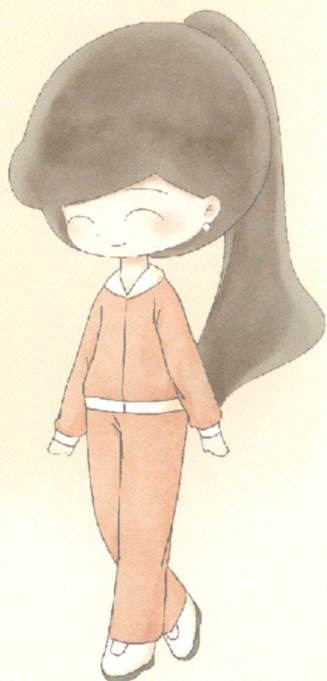

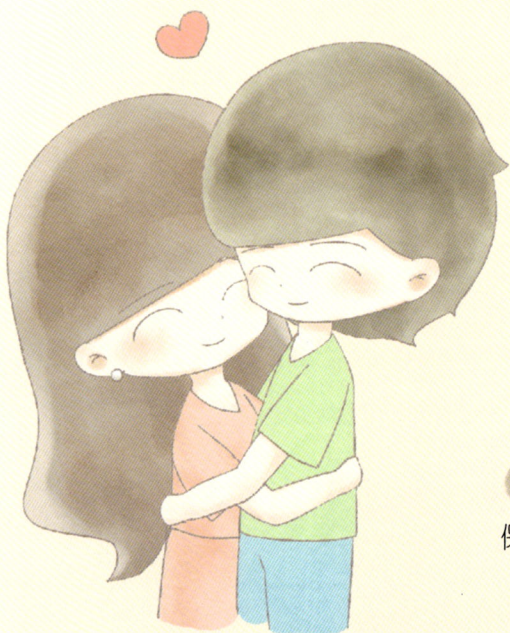

3 达到自然避孕的效果，
保护生育功能。

4 降低乳腺
癌和卵巢癌的
发生风险。

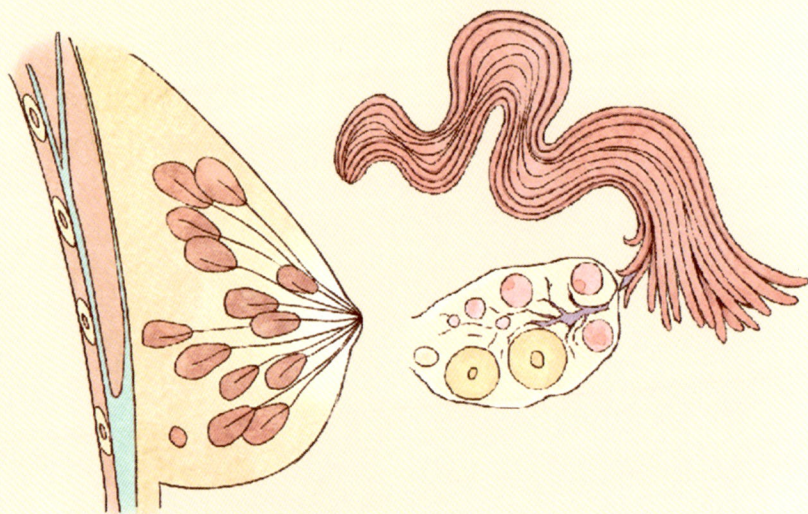

单胎常见的
母乳喂养姿势

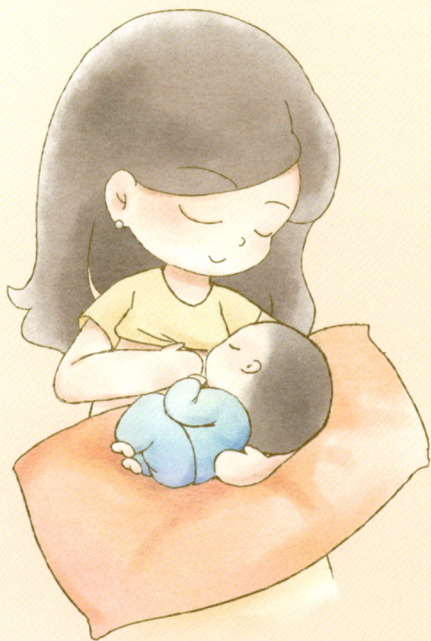

摇篮式

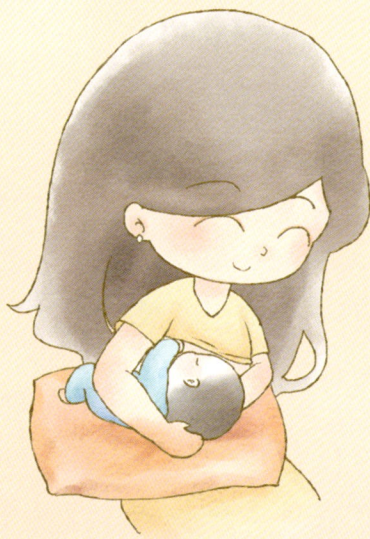

交叉式

音频教程

视频教程

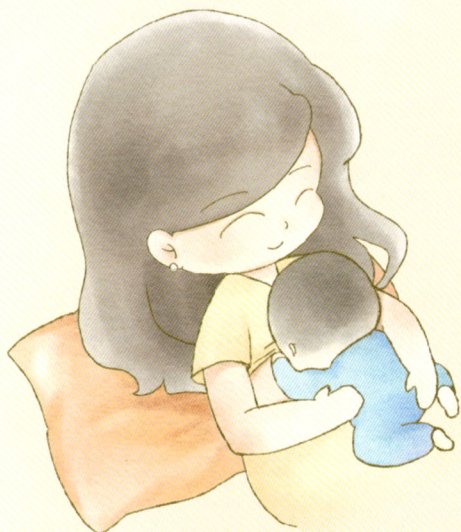

半躺式

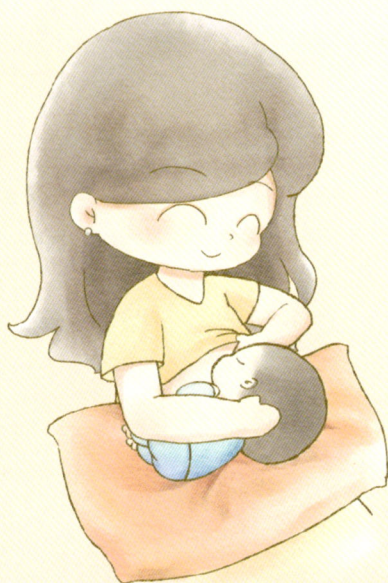

橄榄球式

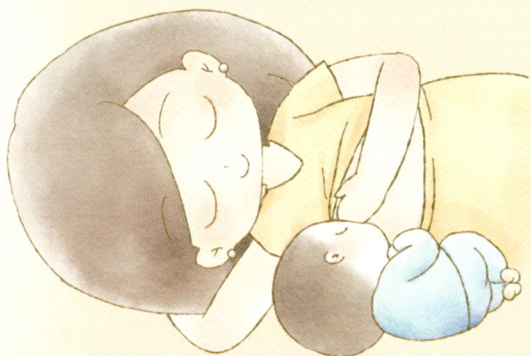

侧卧式

宝宝小贴士

1 头和身体呈一条直线。

2 脸贴近乳房，鼻尖对着妈妈的乳头。

3 身体贴近妈妈。

4 头和颈得到支撑。

多胎常见的
母乳喂养姿势

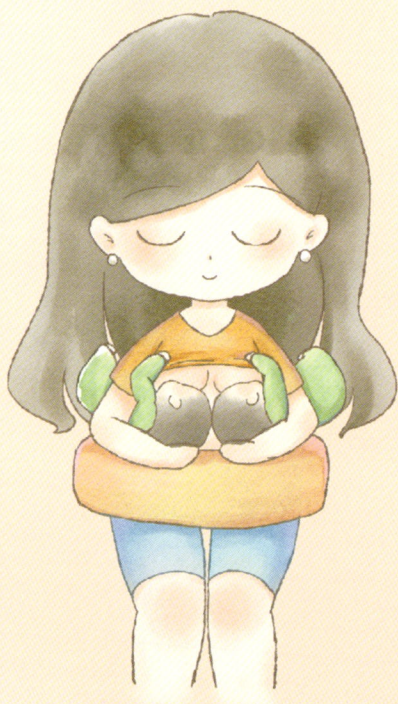

双侧橄榄球式

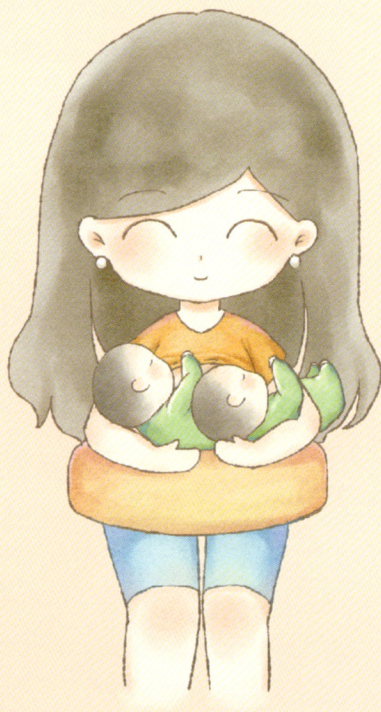

双摇篮式

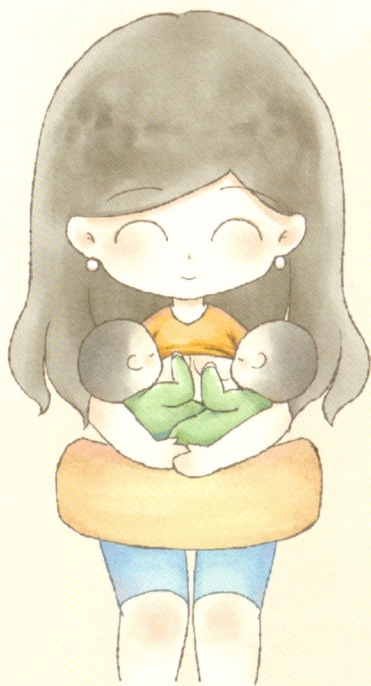

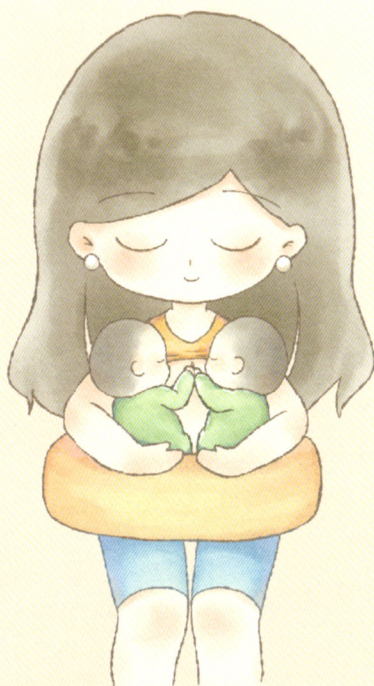

混合式   直立式

🌿 **妈妈哺乳工作站**

① 可选择坐在宽大且有靠垫的椅子或沙发上，也可选择坐在有软垫的摇椅或躺椅上。

② 就近放置一张桌子，以便可以轻松拿到水杯、手机等生活所需物品。

③ 最好选择安静而又私密的房间。

正确的含乳姿势

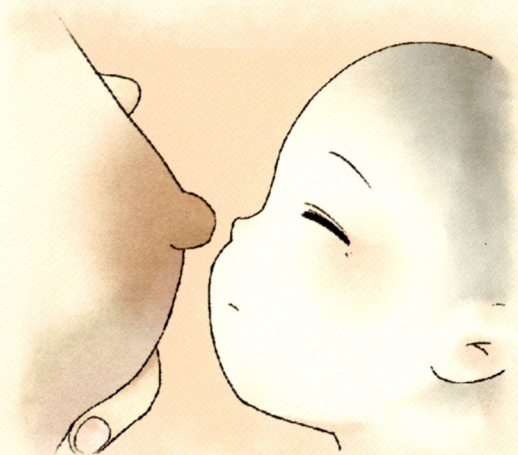

步骤 1：刺激

将宝宝的鼻尖对准乳头，同时让宝宝的下巴对着乳房，用乳头轻触宝宝的鼻尖，引导宝宝微仰寻乳，刺激宝宝的觅食反射。

步骤 2：张嘴

用乳头轻点宝宝的唇周，直到宝宝张大嘴巴。

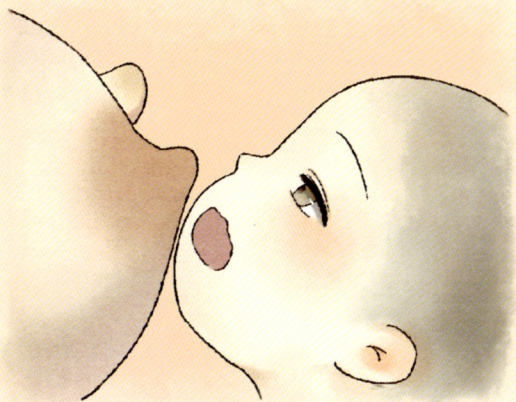

步骤 3：含乳、吸吮

宝宝的上下唇向外翻，鼻尖与乳房保持适当距离，以确保能够含住乳头及大部分乳晕。这时，宝宝的舌头会自然卷住乳头，脸颊微微鼓起。

错误的含乳姿势

宝宝只含住乳头，下唇内缩。

含乳小贴士

不要直接将乳头塞进宝宝的嘴里，应引导其自然寻乳。在宝宝吃奶过程中，如果含乳姿势正确，妈妈通常不会感到乳头疼痛，若有疼痛感，寻找原因，必要时调整宝宝的含乳姿势。

认识宝宝的胃容量

出生天数	参照物	胃容量
1 天	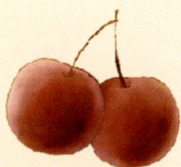 1 颗樱桃	5 ~ 7 mL
3 天	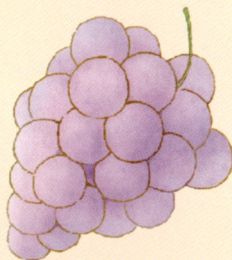 1 颗葡萄	22 ~ 27 mL
4 ~ 7 天	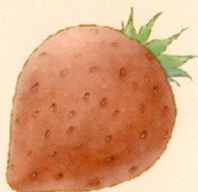 1 颗草莓	44 ~ 59 mL

音频教程

视频教程

出生天数	参照物	胃容量
8～15 天	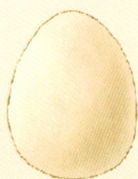1 个鸡蛋	60～80 mL
16～30 天	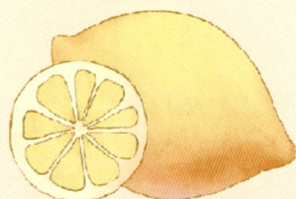1 个柠檬	60～120 mL
1～6 个月	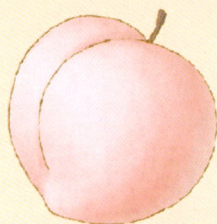1 个桃子	120～240 mL
7～12 个月	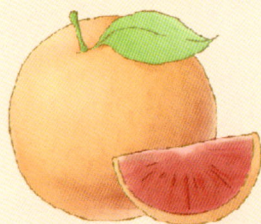1 个西柚	200～480 mL

奶瓶喂养与母乳喂养

——宝宝的吸吮方式有何不同

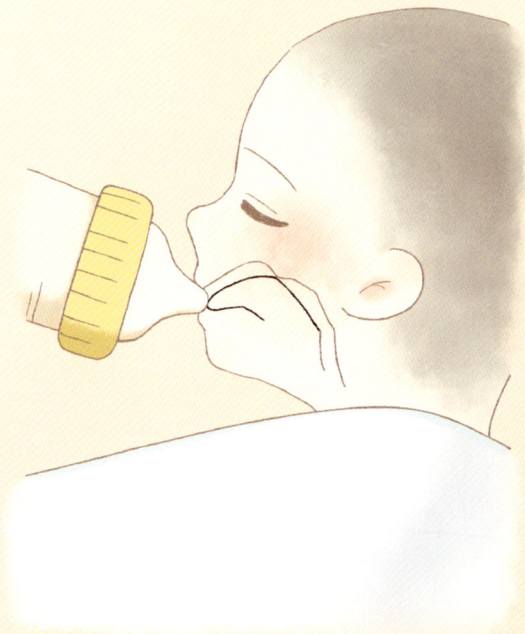

奶瓶喂养

1 宝宝吸吮奶瓶时，依赖面颊发力，而非通过舌头和下颚进行有节奏的吸吮，容易出现颌面部咬合不良的情况。

2 奶瓶易造成乳汁污染，使其营养成分丢失。

3 易过度喂养，导致妈妈的乳房过度充盈，进而抑制乳汁分泌，长期如此，妈妈的泌乳量可能会减少。

音频教程

视频教程

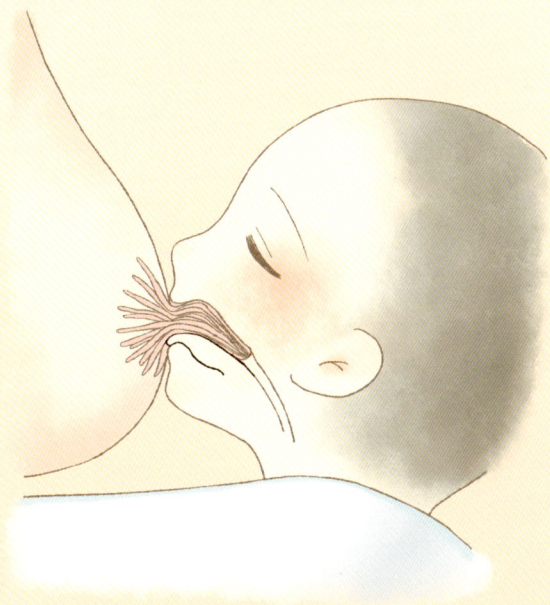

母乳喂养

1 宝宝通过舌头与面部肌肉的协作，以及喉部的动作，从乳房中吸吮出乳汁，这一过程有助于口腔发育。

2 乳房表面、乳腺管中、乳汁中存在的细菌，有助于宝宝建立正常的口腔微生态和肠道微生态，并增强免疫力。

3 促进母婴情感建立。

怎样评估宝宝吃饱了

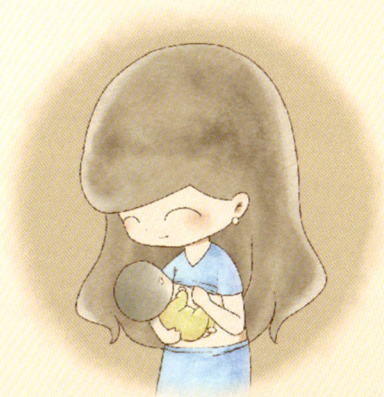

吃奶情况

每天母乳喂养 8 ~ 12 次，甚至更多次，喂养后妈妈的乳房会比之前松软。

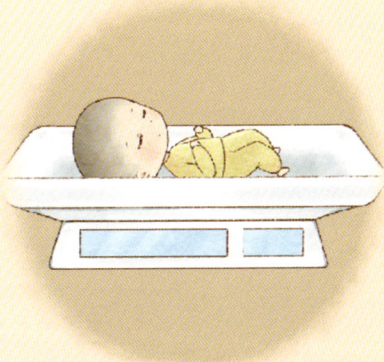

体重情况

宝宝出生后，体重会出现生理性下降（下降幅度不超过出生体重的10%），7 ~ 10 天恢复到出生时的水平。

音频教程

视频教程

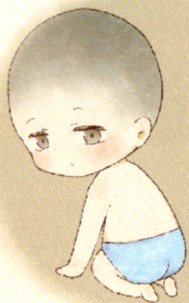

大便情况

宝宝出生后 24 小时内会排出墨绿色的胎便，大约 3 天后，便便的颜色会呈黄色或金黄色。排便可能是一次性大量排出，也可能是少量多次排出。

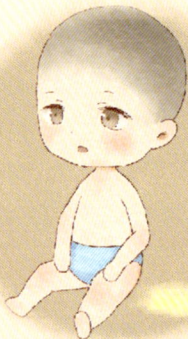

小便情况

尿色清亮。出生 1 周内，母乳喂养的宝宝每天的小便次数约等于其出生天数；1 周后，每天的小便次数为 6～8 次。

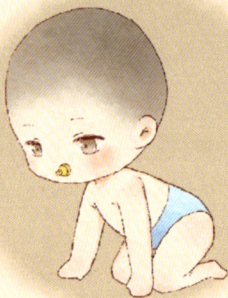

精神状态

营养摄入足够的宝宝，其情绪稳定，精神状态也很好。

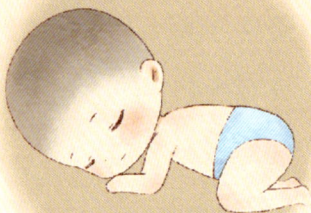

睡眠情况

营养摄入足够的宝宝会安然入睡。宝宝吃太多，会影响睡眠，容易哭闹并感到不舒服。

宝宝的大便颜色

健康的大便颜色 ✔

深绿黑色大便　　　黄绿色大便　　　黄色大便　　　深黄色大便

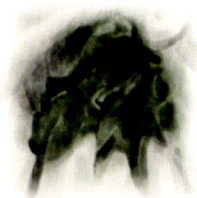 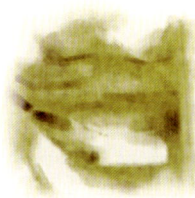  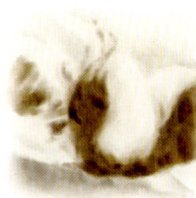

音频教程

视频教程

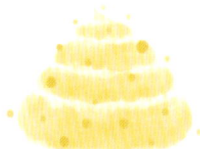

鲜红色大便　　　灰白陶土样大便　　　黑色大便　　　蛋花样大便

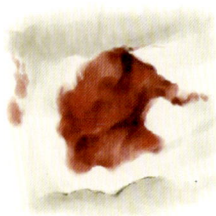

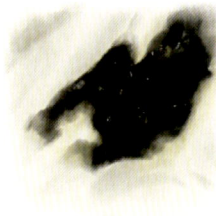
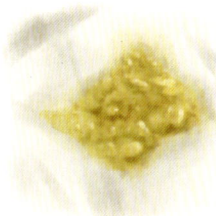

　　五颜六色的便便会成为家长们的关注焦点，但爸爸妈妈们要记住：我们养的是宝宝，可不是大便哟，请将更多的注意力放在宝宝身上，比如他们的精神状态、情绪变化、进食情况……相信我们会从便便魔咒中走出来的。

母乳喂养的妈妈怎么吃

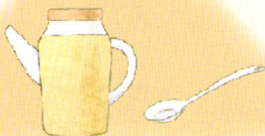

加碘食盐　　　5 g

油　　　　　　25 g

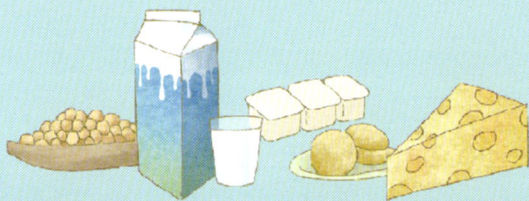

奶类　　　　　300 ~ 500 g

大豆 / 坚果　　25 g/10 g

音频教程

视频教程

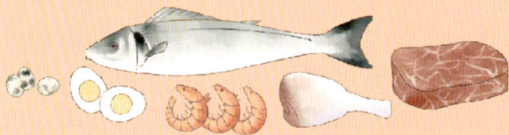

鱼禽蛋肉类	175 ~ 225 g
瘦畜禽肉类	50 ~ 75 g
鱼虾类	75 ~ 100 g
蛋类	50 g

每周吃 1 ~ 2 次动物肝脏，总量以 85 g 猪肝
或 40 g 鸡肝的营养价值为参考

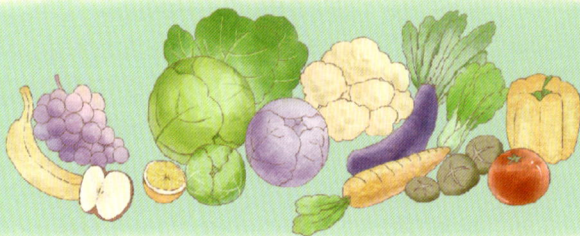

| 蔬菜类 | 400 ~ 500 g |
| 水果类 | 200 ~ 350 g |

每周至少吃 1 次海藻类食物

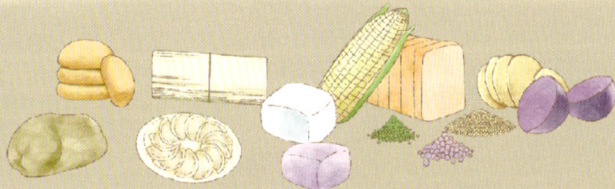

| 谷类 | 225 ~ 275 g |
| 薯类 | 75 g |

每天吃 75 ~ 125 g 全谷物和杂豆 | 水 | 2100 mL |

（依据《中国居民膳食指南（2022）》绘制）

怎样科学坐月子

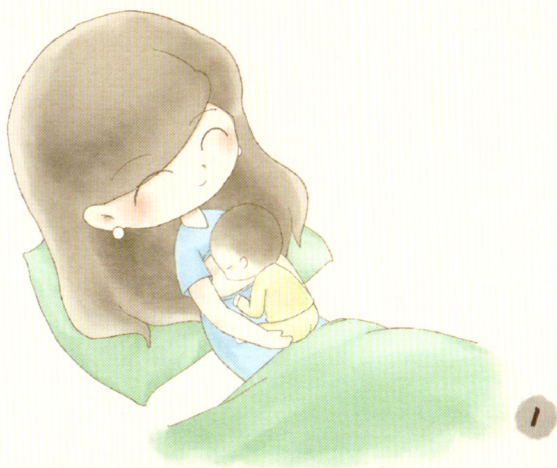

环境舒适，温度适宜，饮食荤素搭配合理，适当活动，注意个人清洁卫生，坚持母乳喂养，保持心情愉悦。

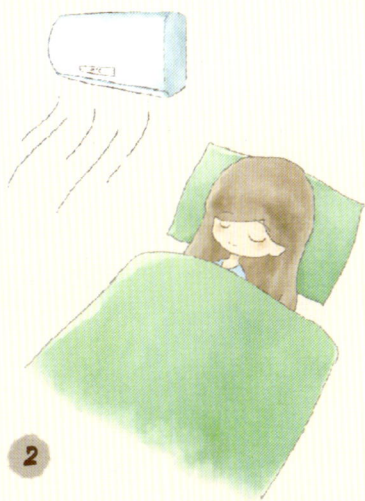

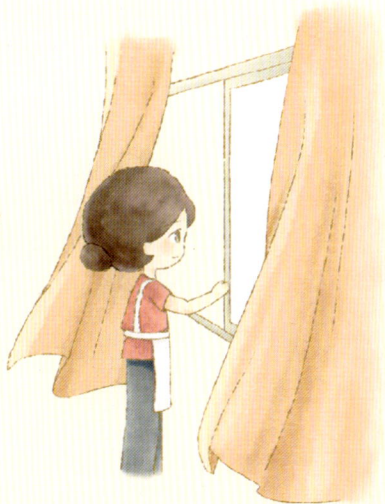

1

2

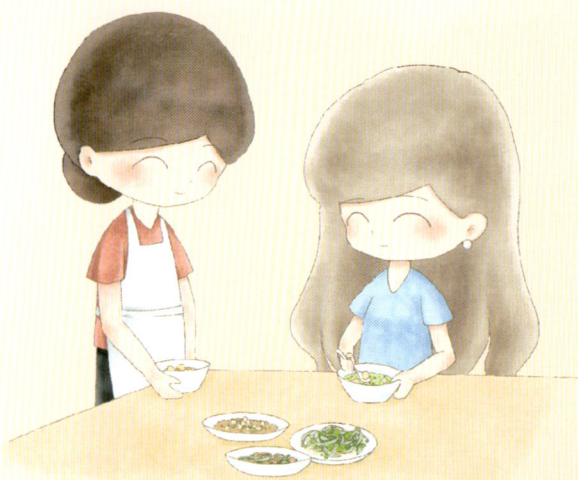

3

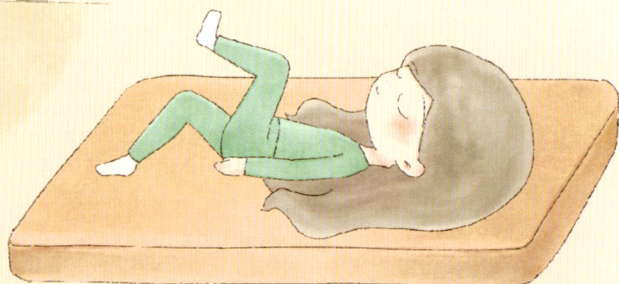

4

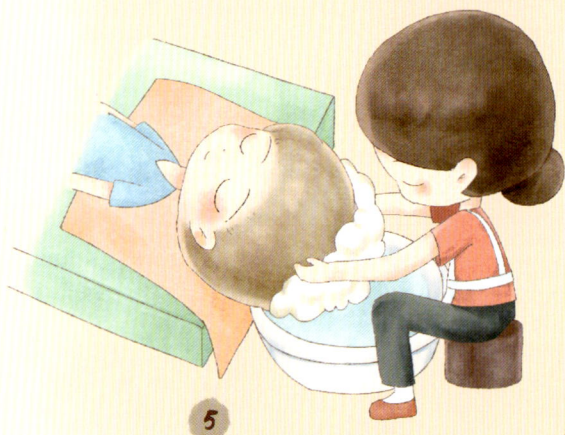

5

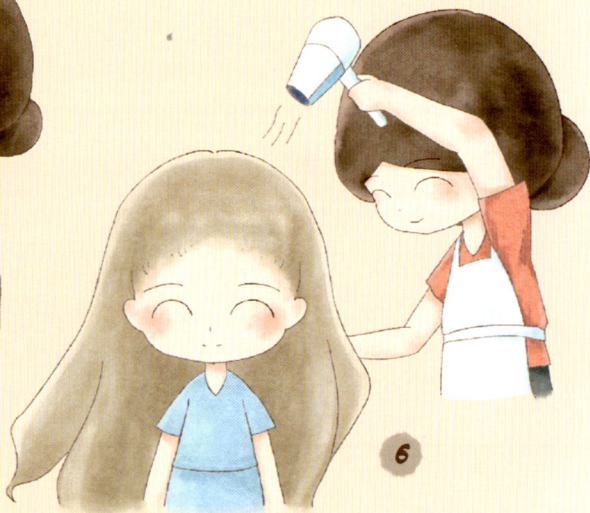

6

袋鼠式护理

什么是袋鼠式护理?

袋鼠式护理是指将宝宝(只穿尿布)紧贴在你裸露的胸前,保持皮肤的直接接触,随后用包布裹紧。

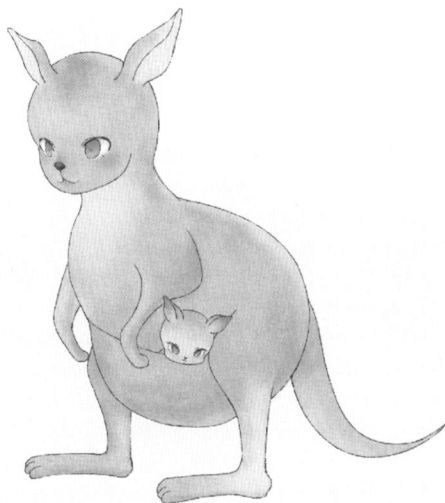

音频教程

视频教程

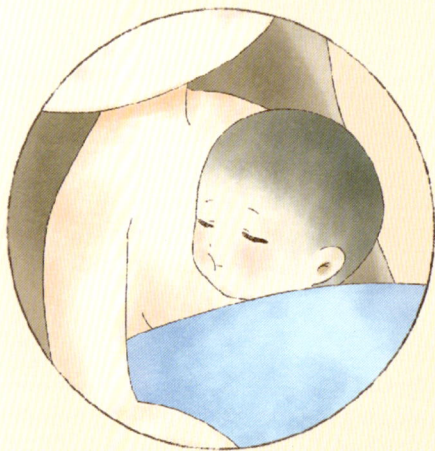

1 宝宝与父母之间持续性的皮肤接触，有助于提高母乳喂养的成功率。

2 宝宝能够听到父母心跳的声音，感受到他们的呼吸和身上的气味，这种肌肤亲密接触对宝宝来说是一种安慰，有助于减轻宝宝的压力，并促进其生长发育。

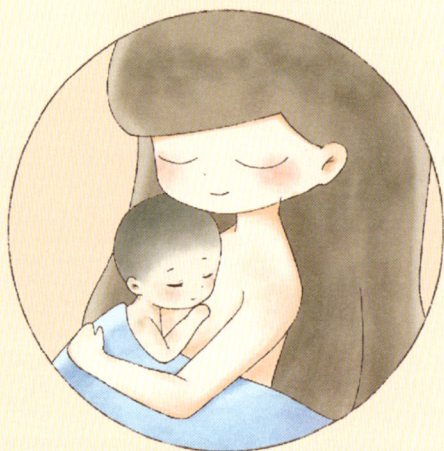

3 袋鼠式护理是让宝宝（尤其是早产宝宝）达到生理稳定、获得安全感和爱意的极佳方式之一。

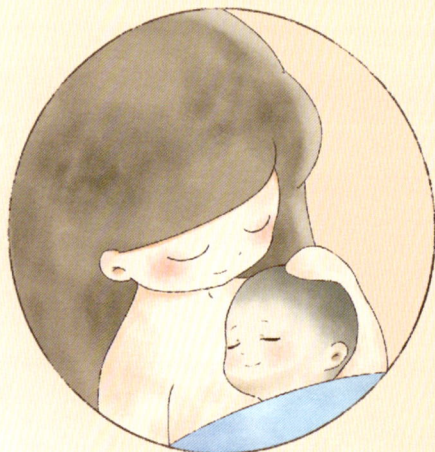

手法挤奶的正确方式

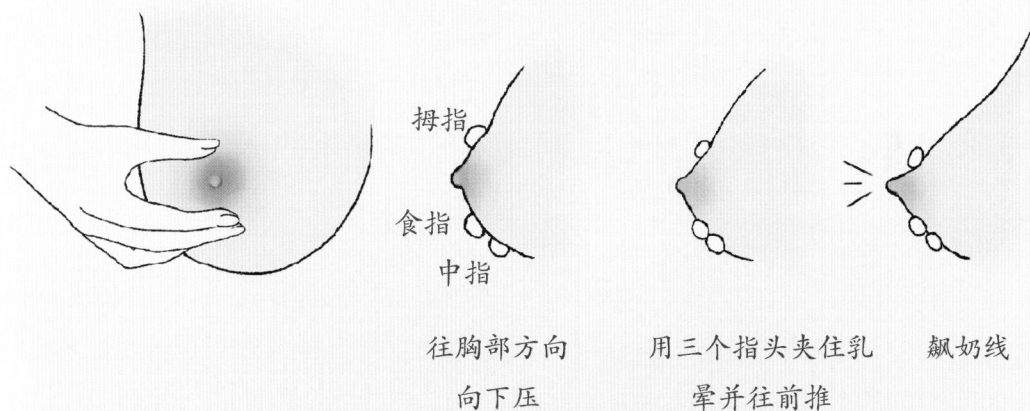

拇指

食指

中指

往胸部方向
向下压

用三个指头夹住乳
晕并往前推

飙奶线

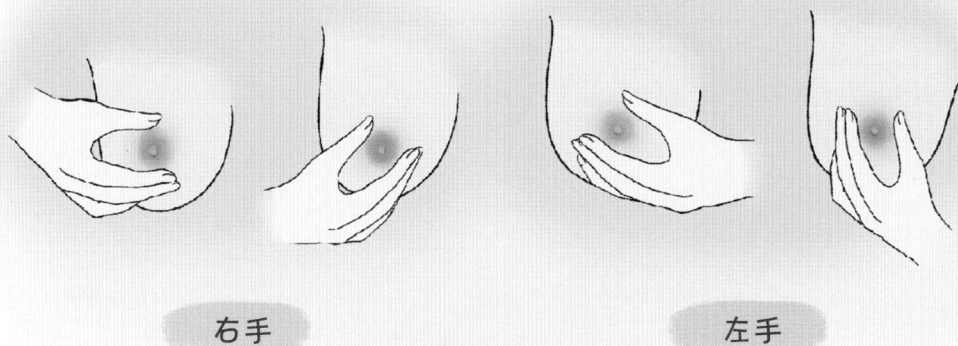

右手

左手

音频教程

视频教程

如何刺激奶阵

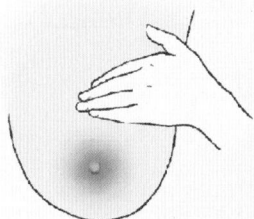 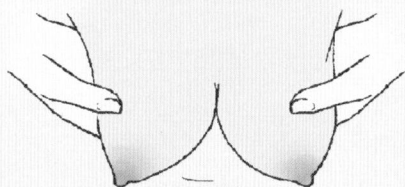 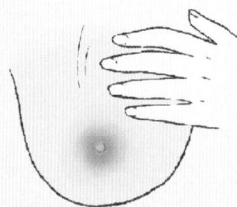

按摩　　　　　　　甩动　　　　　　　抚摸

不要这样做

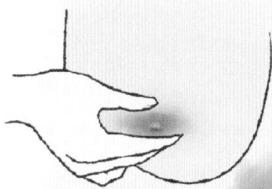 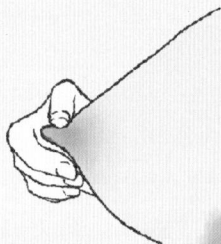 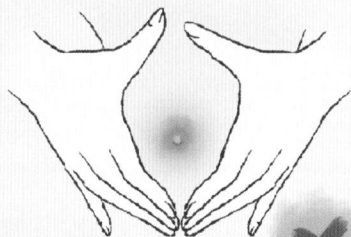

挤压　　　　　　　拉扯　　　　　　　滑动

储存乳汁的正确方法

乳汁类型	存储的位置、温度和时间		
	桌面 （室温 25 ℃及以下）	冰箱冷藏室 （4 ℃）	冰箱冷冻室 （-18 ℃及以下）
刚刚手挤或吸奶器挤出的乳汁	最多 4 小时	最多 4 天	6 个月内最佳， 最多 12 个月
冷冻后解冻的乳汁	1 ~ 2 小时	不超过 1 天 （24 小时）	乳汁解冻后绝对不能再次冷冻
宝宝没吃完的乳汁	在宝宝上顿吃完后 2 小时之内		

音频教程

视频教程

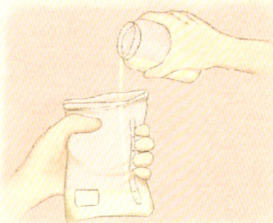

将乳汁装至储奶袋（3/4）

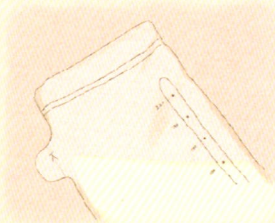

排出空气

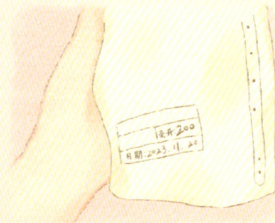

标记日期和容量

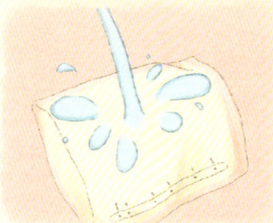

用流动温水解冻

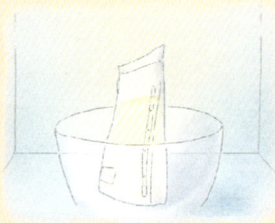

放至冷藏室解冻

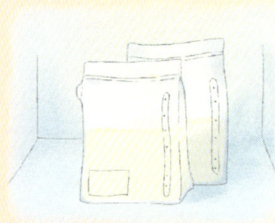

单独冷藏或冷冻

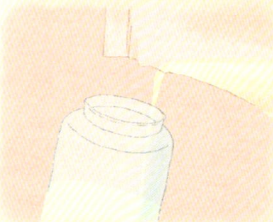

倒入奶瓶

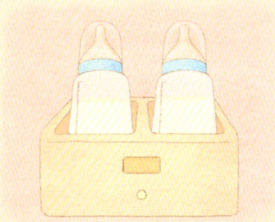

用温奶器或隔水加
热至40℃左右

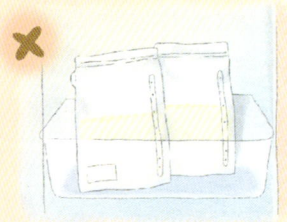

不要放在冰箱门上

正确支撑乳房

——"C"形托乳法

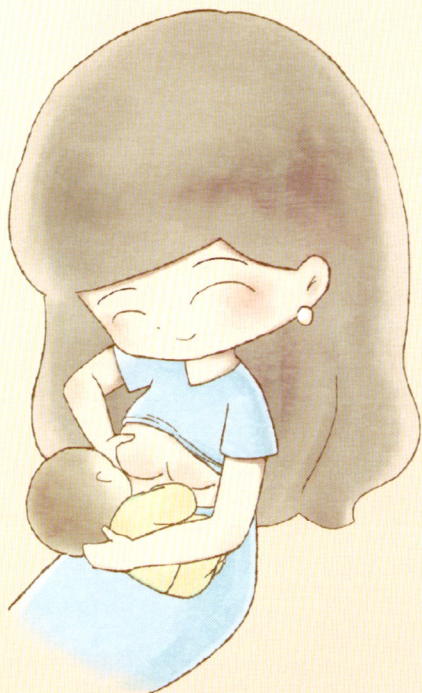

1 拇指放在乳房上方，其余四指支撑乳房基底部，形成一个大写的"C"。

2 拇指和食指可轻压乳房，改善乳房形态，便于宝宝衔接。请注意，托住乳房的手不要太靠近乳头和乳晕。

3 如果母亲的乳房较大且下垂，可用手托住乳房以帮助乳汁流出。

4 如果母亲的乳房较小且高，喂奶时不需要总托住乳房。

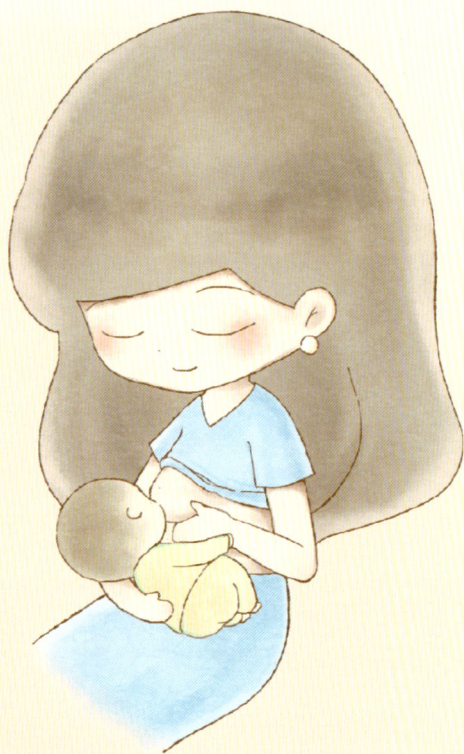

错误示范

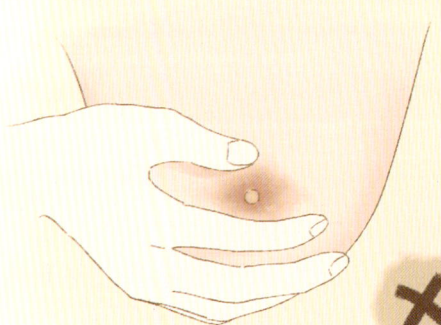

距乳头和乳晕太近

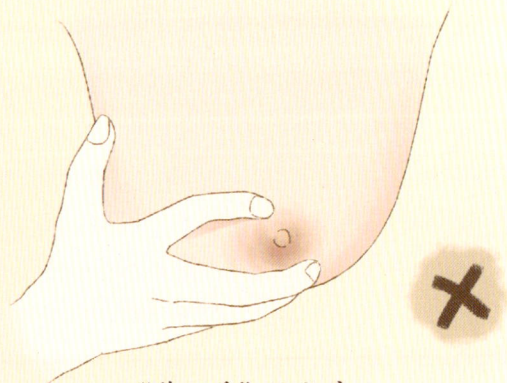

"剪刀手"压乳房

按需喂养 ≠ 按时喂养

宝宝要吃就喂，按需喂养，一天通常喂 8 ~ 12 次，这很正常。一天有 24 小时，若每天喂宝宝 8 ~ 12 次，那么 24 除以 8 等于 3，24 除以 12 等于 2，也就是说，每 2 ~ 3 小时喂 1 次宝宝就好了？

NO! NO! NO!

按需喂养 ≠ 按时喂养

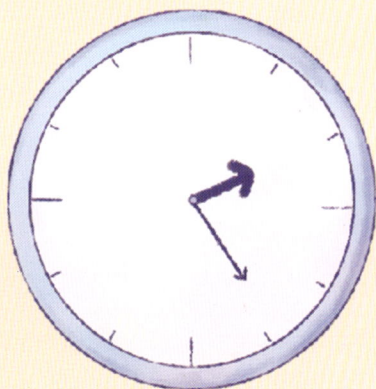

音频教程

视频教程

理想与现实

理想：每次喂奶的间隔时间一致，奶量一致。

现实：宝宝的吃奶时间不规律，吃奶量有多有少，有时连着吃几次，每次只吃一点；有时隔很久才吃 1 次，但吃奶量大。

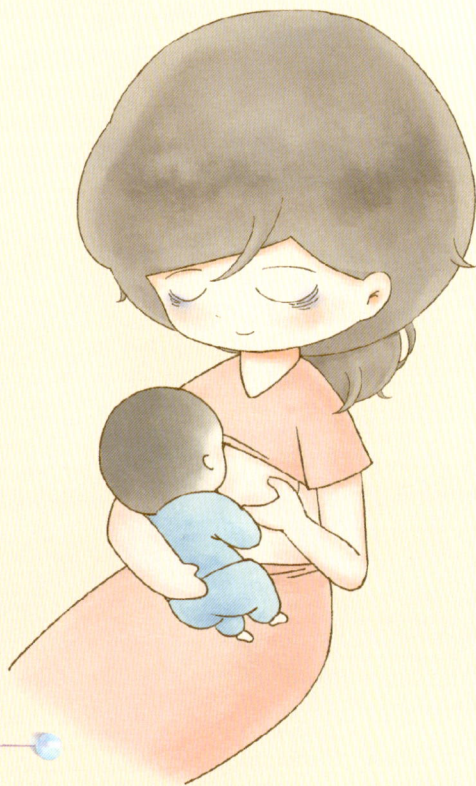

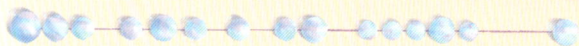

哺乳小贴士

　　不需要定时喂奶，而应关注宝宝的饥饿信号和吃饱信号；不要只关注宝宝吃了多少次和吃了多少奶，而要把重点放在宝宝的体重是否在稳步增长，以及精神状态和大小便情况上。

生理性涨奶
该冷敷还是热敷

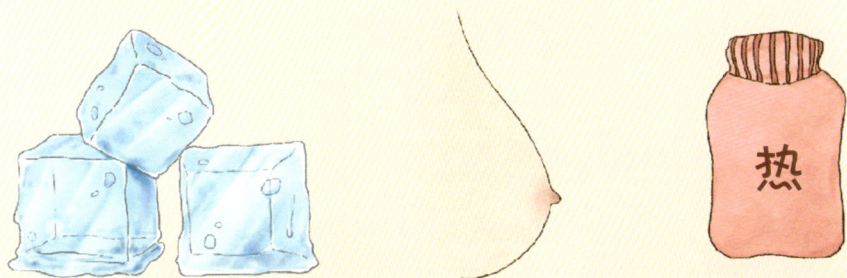

结论：大部分情况下，建议喂奶后冷敷

1 盲目热敷会加重炎症反应。

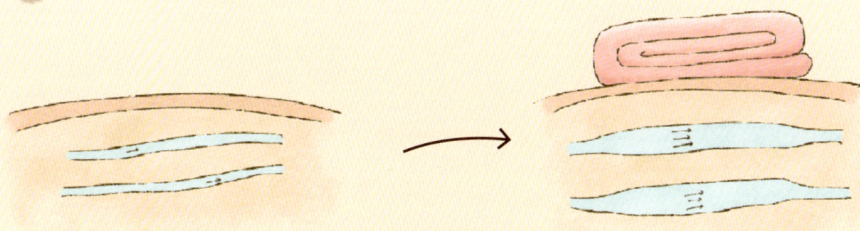

音频教程

视频教程

2 乳房结块、肤色不变者，适合热敷。

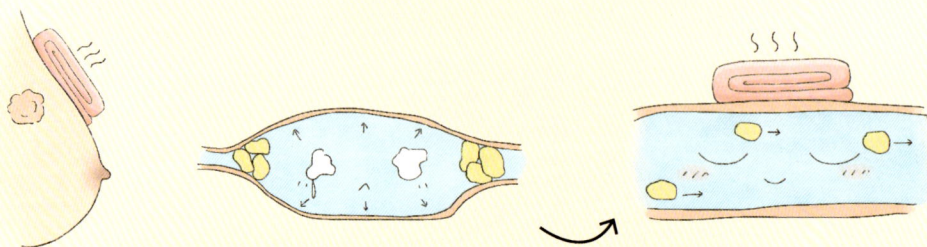

3 冷敷可以缓解组织水肿，收缩乳管。

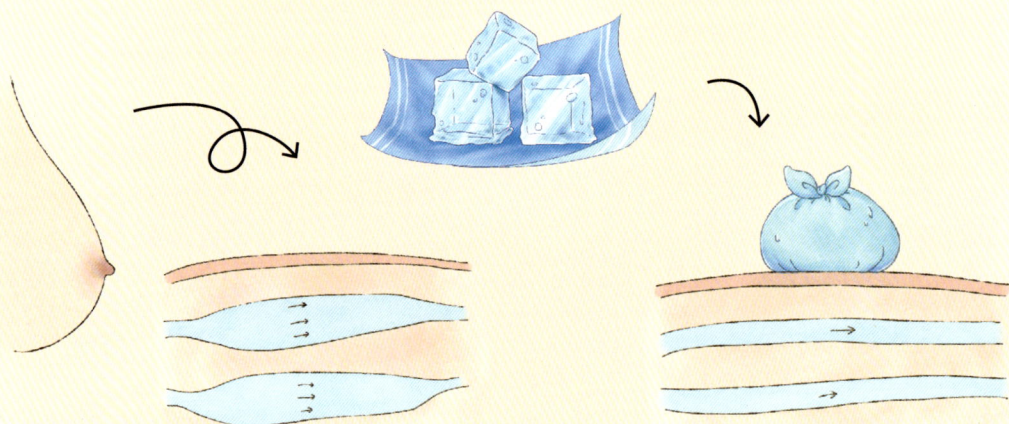

4 乳房红肿、疼痛厉害者，适合哺乳后冷敷。

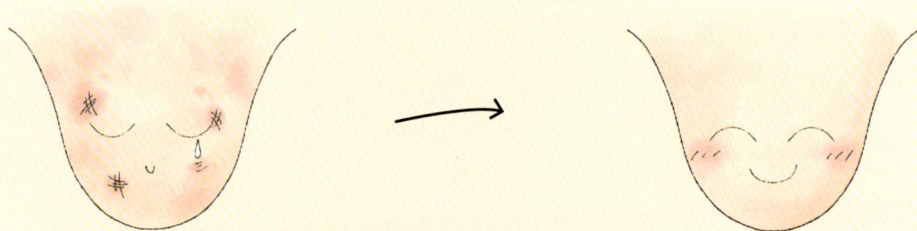

注意：无论是冷敷还是热敷都要适度，症状没有缓解就要及时就医哦。

背奶妈妈的神器

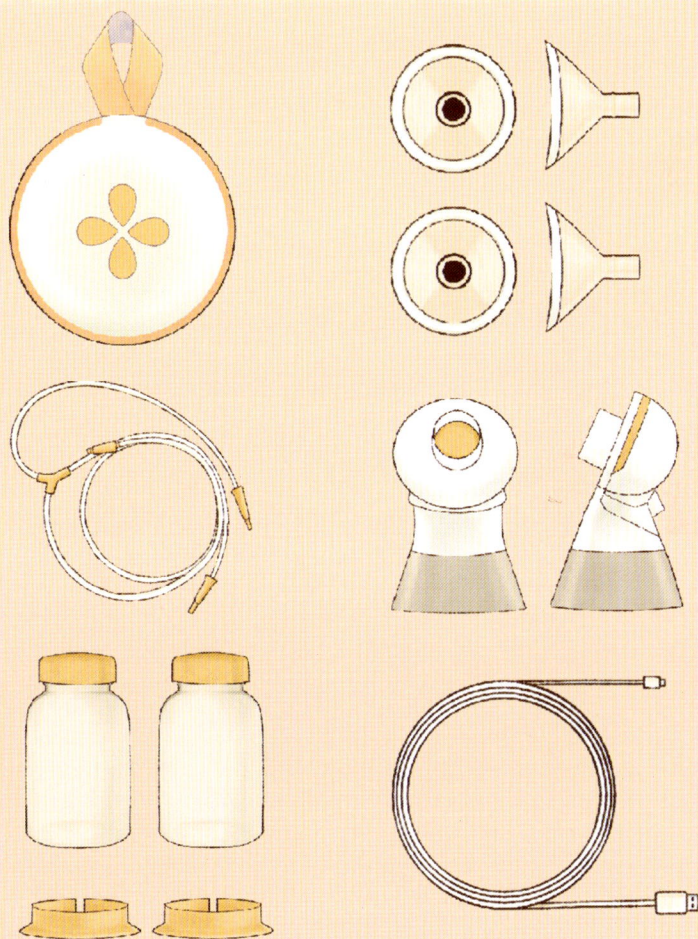

音频教程

视频教程

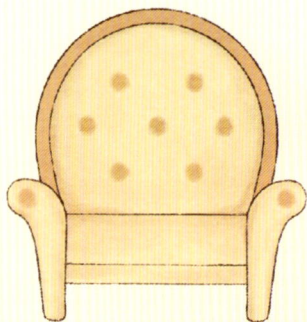

1 找一个舒适且安静的环境。

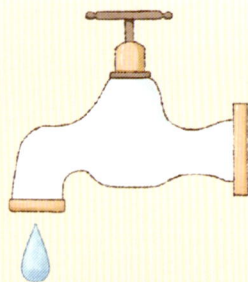

2 组装好吸奶器，清洁双手。

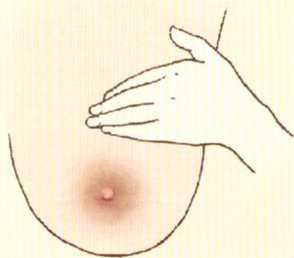

3 打圈式按摩乳房。

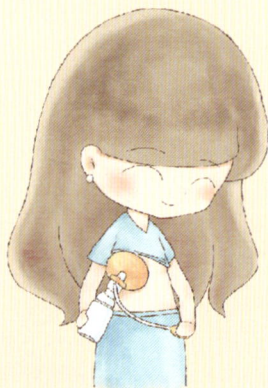

4 将吸奶器的喇叭罩对准乳房，调至泌乳模式，按摩 2 ~ 3 分钟。

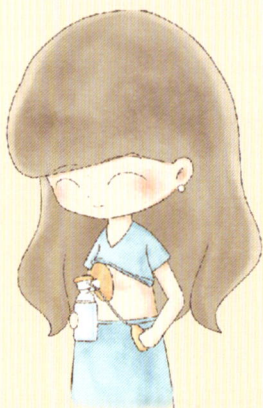

5 将吸奶器切换至吸乳模式，时间控制在 10 ~ 15 分钟，强度适中。

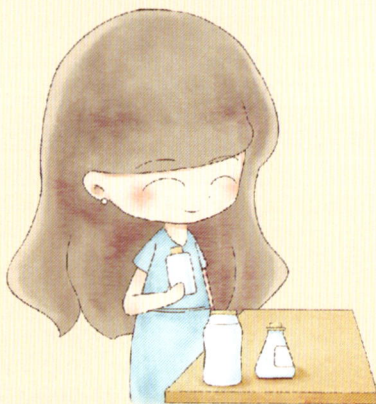

6 将吸奶器洗净保存。吸出的乳汁可直接哺喂给宝宝，也可放入储奶袋冷藏或冷冻储存。

抱娃的 5 种姿势

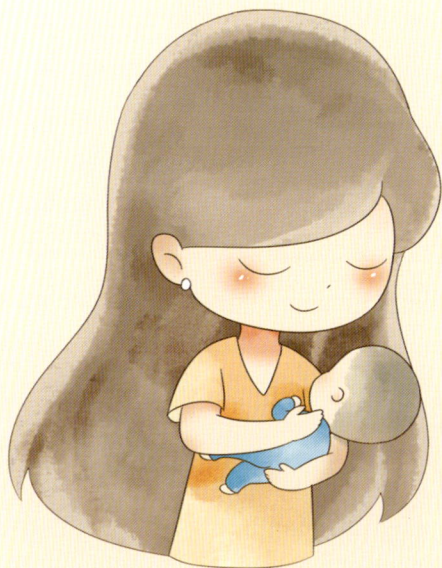

摇篮抱

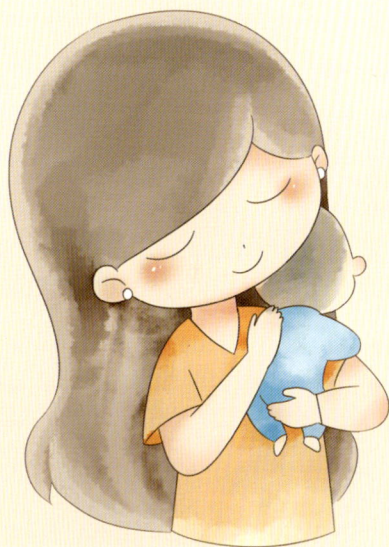

依偎抱

音频教程

视频教程

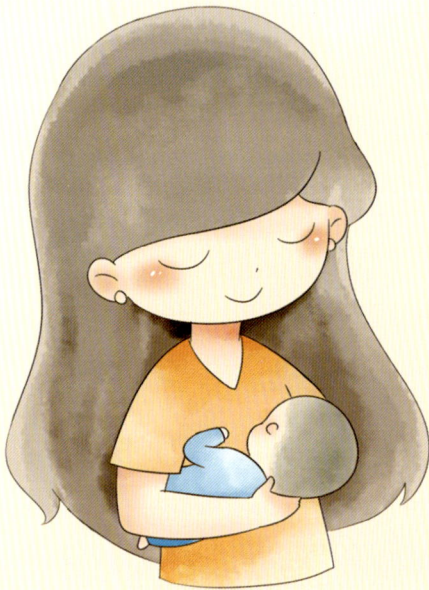

橄榄球抱

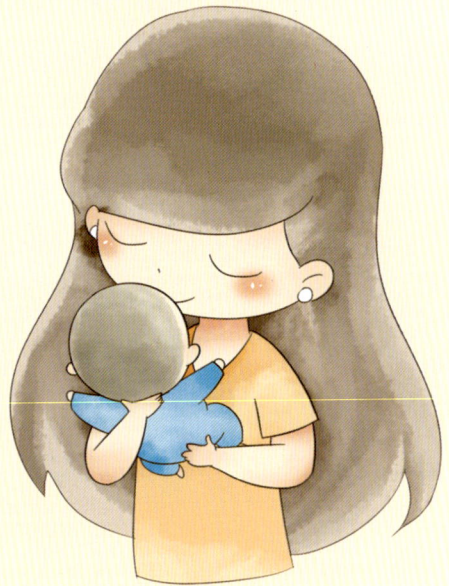

面对面抱

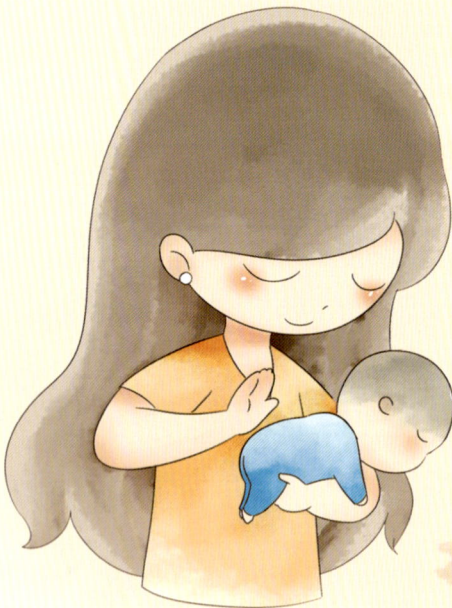

俯趴抱（又称"飞机抱"）

乳头皲裂如何处理

乳头疼痛是哺乳路上的一大拦路虎，持续性的乳头疼痛会导致哺乳次数减少，进而使乳汁分泌减少。

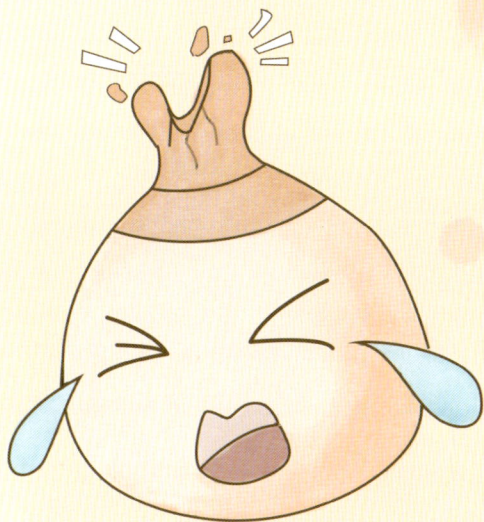

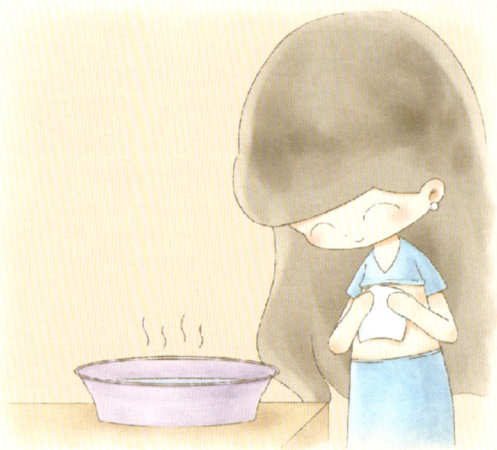

1 哺乳前热敷乳房，挤出少量乳汁使乳晕变软，利于宝宝的口腔与乳头衔接。

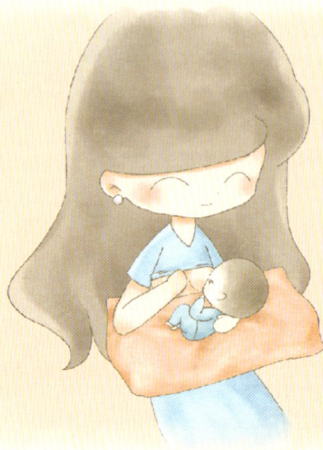

2 从疼痛较轻的一侧乳房开始喂奶，确保乳头和大部分乳晕在宝宝的口中，以防皲裂加重。

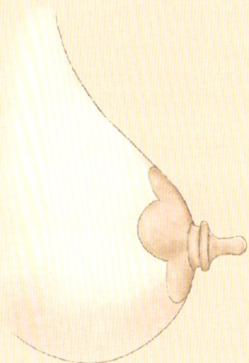

3 可使用乳头保护罩，以减轻乳头疼痛。每次哺喂完毕，挤出少量乳汁涂抹在乳头及乳晕处，可促进皲裂部位愈合。

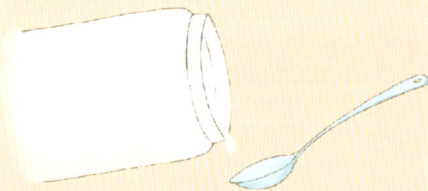

4 皲裂严重时可暂停哺乳，其间使用手法挤奶，再用小勺将乳汁喂哺给宝宝，避免直接停乳。

肠胀气怎么做

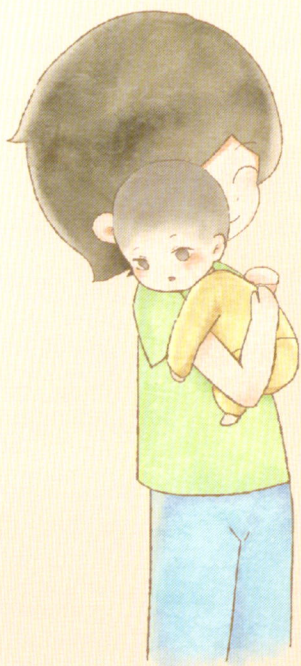

喂完奶拍嗝

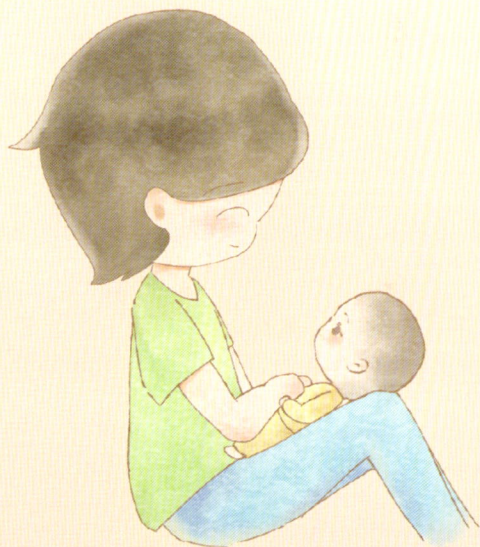

真香坐姿

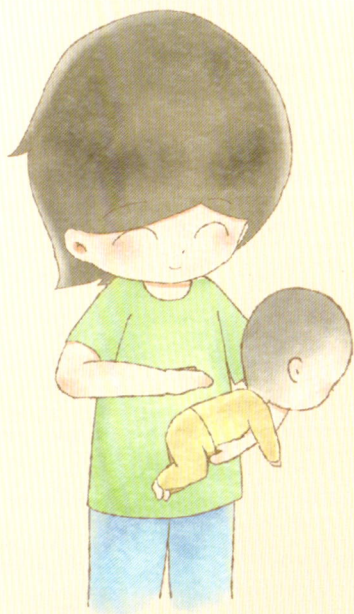

俯趴抱（又称"飞机抱"）

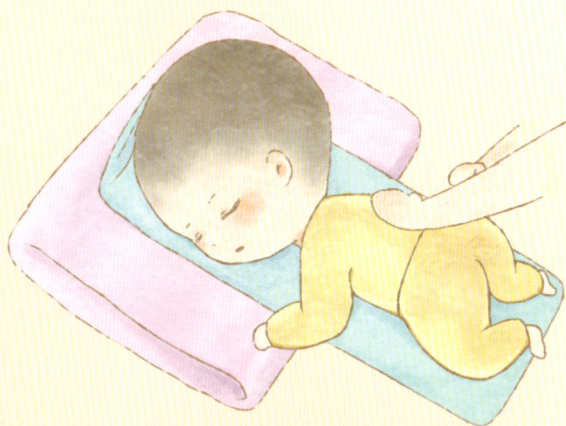

小被卷趴一趴

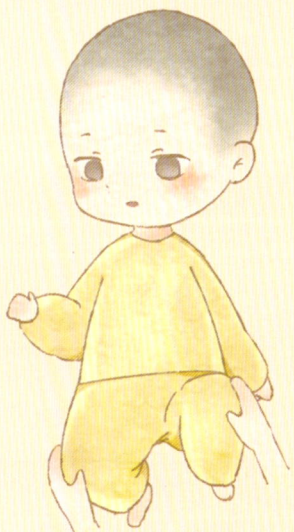

排气操

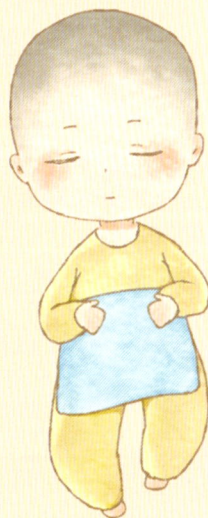

45℃温水敷

如何应对生理性涨奶

——反式按压法

反式按压法的操作步骤

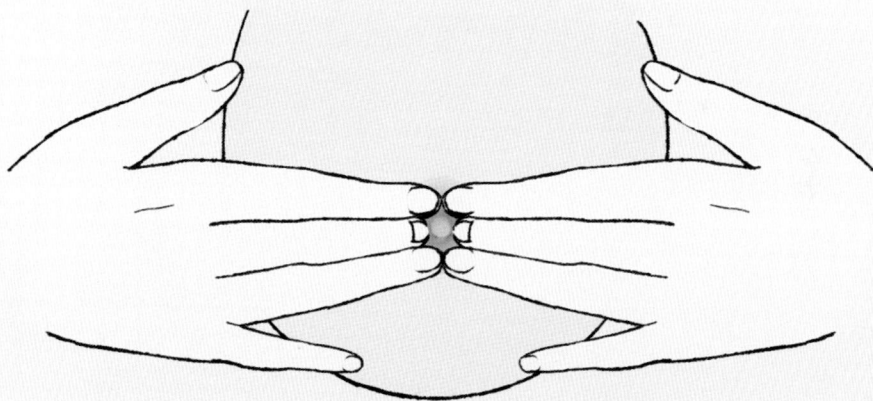

音频教程

视频教程

① 操作者将指甲剪短并修光滑，洗净双手。

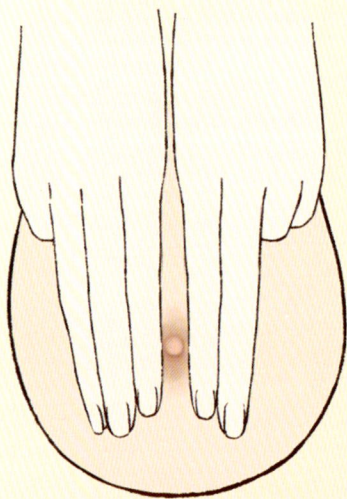

2 手指并拢，指腹放在乳晕部位，轻柔并有一定力度地向胸壁方向按压，视水肿的严重程度持续 5 ~ 15 秒不等。

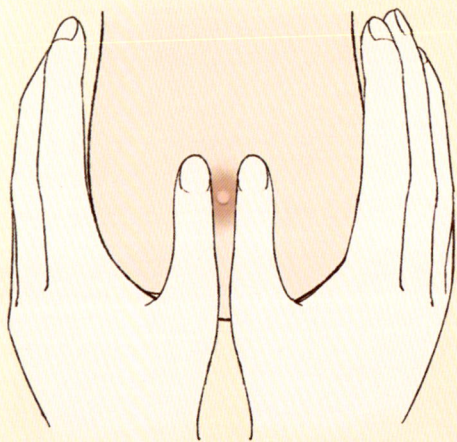

3 调整操作的位置，将乳晕的各个方向都处理到。

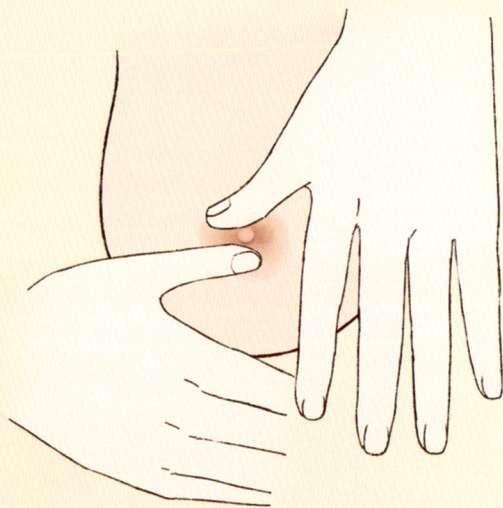

4 待乳晕软化后，及时让宝宝含接吸吮或尝试使用吸奶器。

乳头内陷的干预措施

——"十字操"

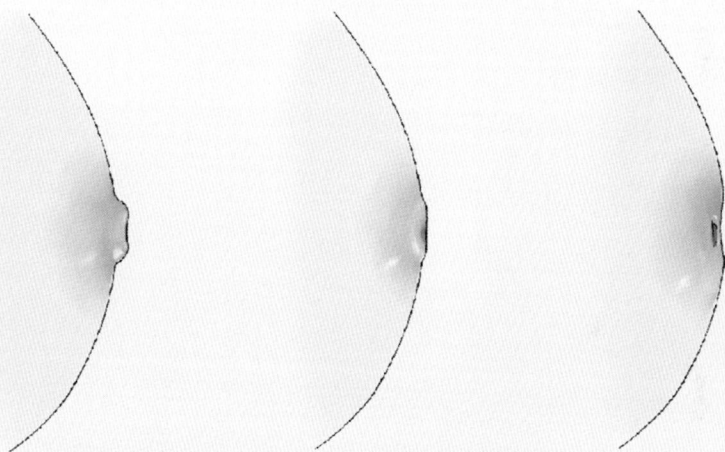

乳头不能凸出而是向内凹陷的现象，称为乳头内陷。

音频教程

视频教程

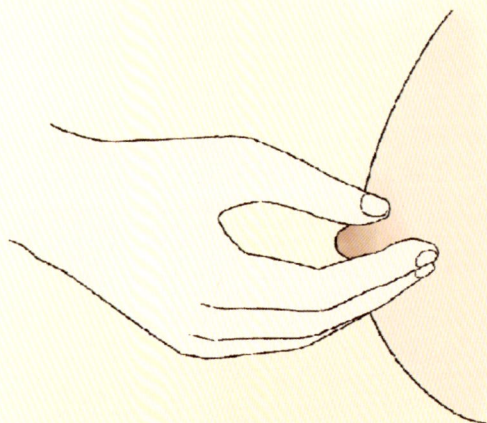

1 用手指捻乳头，刺激其产生立乳反射，使乳头凸起。接着用"十字牵拉按摩法"牵拉乳头。

2 以乳头为中心，双手拇指放在乳晕两旁，先略向下压，再向两旁推开，然后推回。

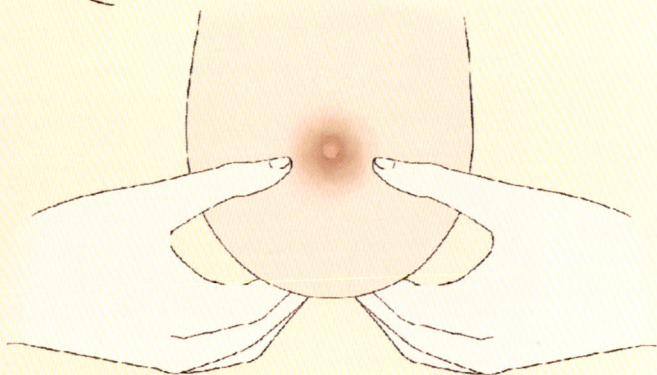

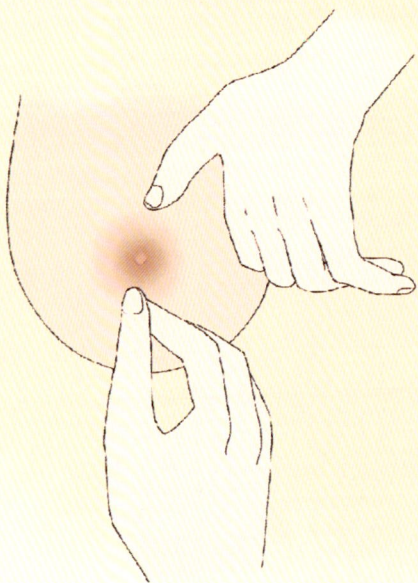

3 双手拇指放在乳晕上方和下方，做同样的动作。

乳汁分泌不足的
常见追奶穴位

膻中穴

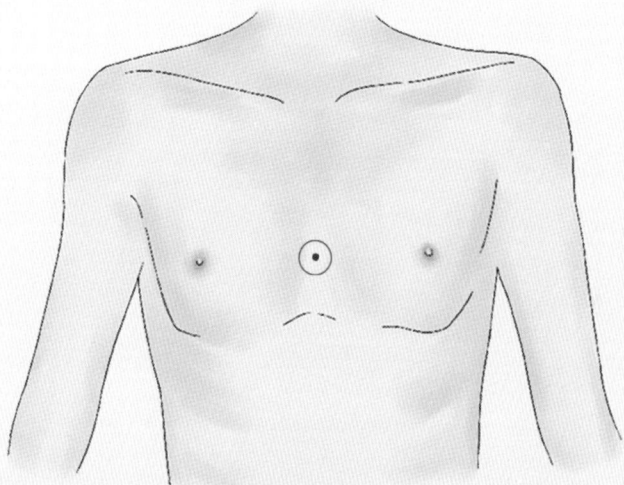

位置	功能	按摩方法
胸前正中线，平第4肋间隙，两乳头连线中点	宽胸理气，通络催乳	一手拇指或中指的指腹着力向下，腕关节轻摆带动该处的皮下组织做有节律的环旋转动

音频教程

视频教程

乳根穴

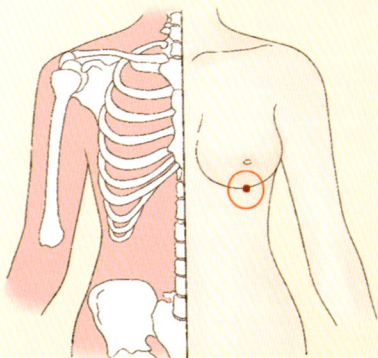

位置	功能	按摩方法
胸部乳头直下，乳房根部，第5肋间隙，距前正中线4寸（约13.3 cm）	治疗乳痛、乳腺炎、乳汁不足、胸痛等，疏通局部气血，促进乳汁分泌	中指或无名指的指腹稍用力按揉，每天早晚各1次，每次3～5分钟

少泽穴

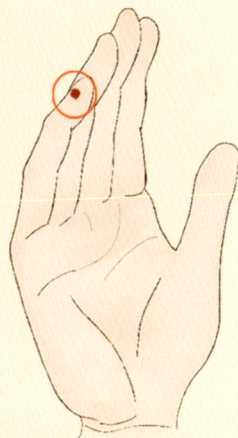

位置	功能	按摩方法
小指末节外侧，距指甲角0.1寸（约3.3 mm）	调整气血运行，疏通局部经气，有温经通乳之效	手指的指尖或指腹向下按压，并做圈状按摩，力度适中，以局部有酸胀感和轻微温热感为宜，每天2次

太冲穴

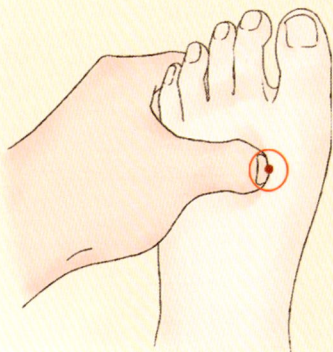

位置	功能	按摩方法
脚背拇趾和第二趾结合的地方向后，脚背最高点前的凹陷处	疏肝理气，宽胸开郁	拇指的指腹推按双脚背部太冲穴，各3分钟

认识宝宝的睡眠

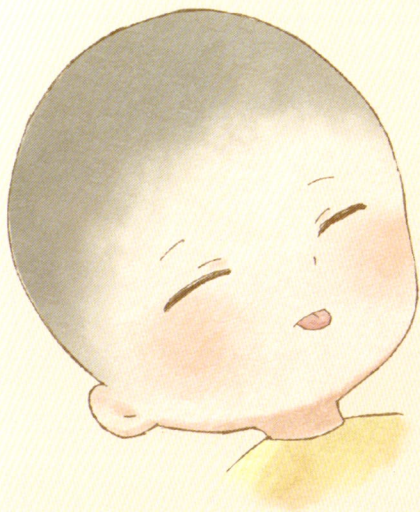

1 宝宝熟睡时，面部表情放松，无意识地吐舌头。

2 宝宝想睡觉时，偶有张大嘴、左右觅食的动作。

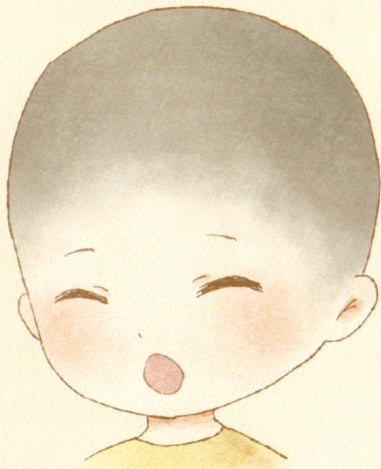

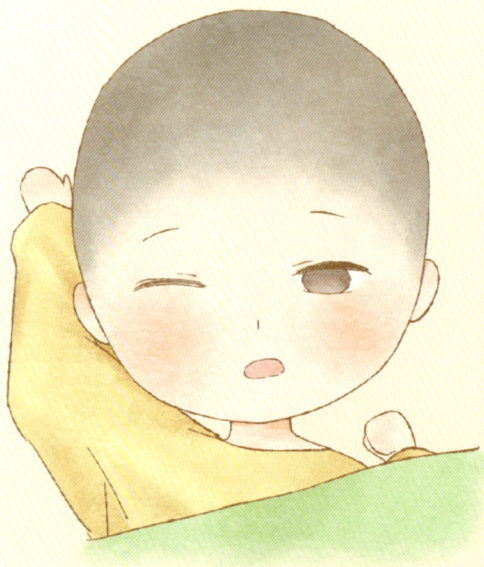

3 宝宝的神经系统尚未发育成熟，在睡眠过程中，外界的刺激可能会让宝宝全身紧缩，举起小手。

4 宝宝的大脑皮质尚未发育成熟，手部肌肉调节能力差，在睡眠过程中，手部屈肌可能会收缩，导致宝宝紧握小拳头。

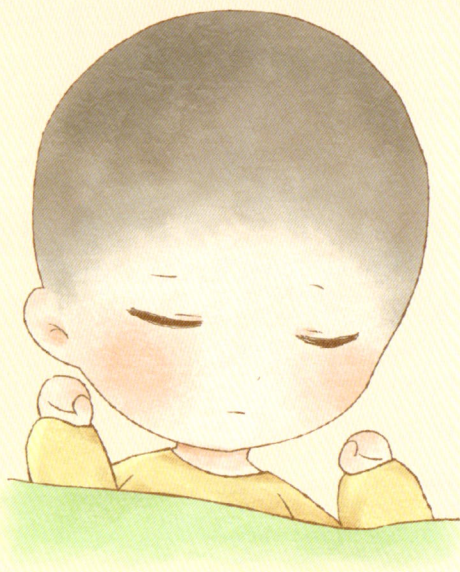

宝宝出生6个月内逐月具备的能力

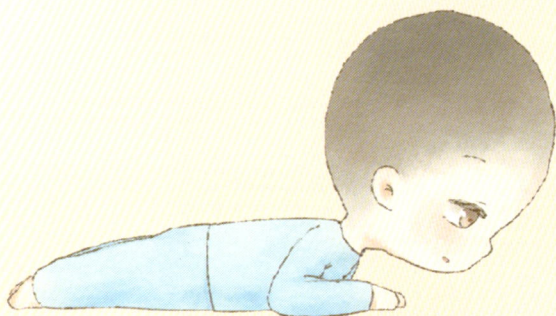

1 个月

俯卧时尝试着要抬起头来。

2 个月

垂直位时能抬起头来。

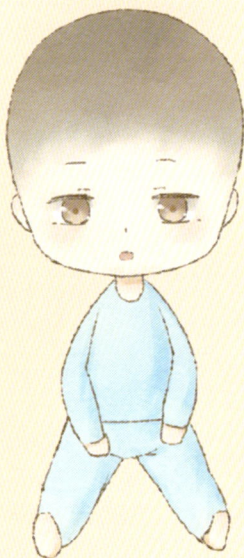

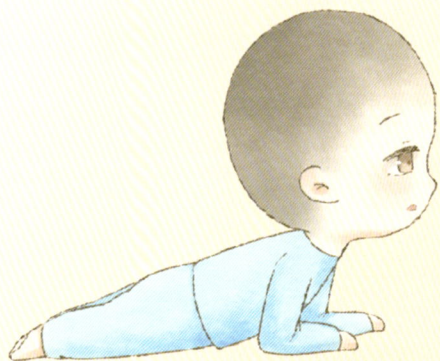

3个月

俯卧时手肘能支起前半身。

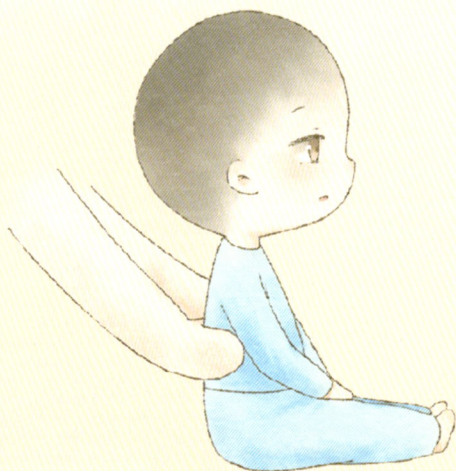

4个月

双手或髋骨被扶着时能坐直。

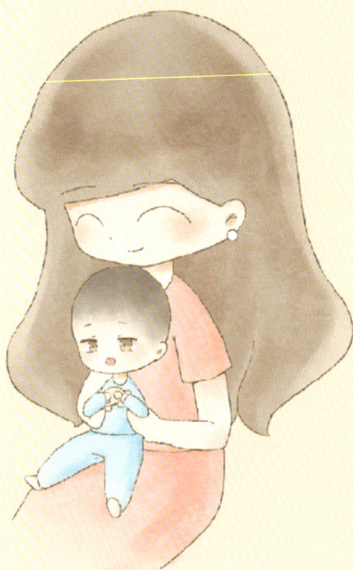

5个月

坐在妈妈身上时能抓住玩具。

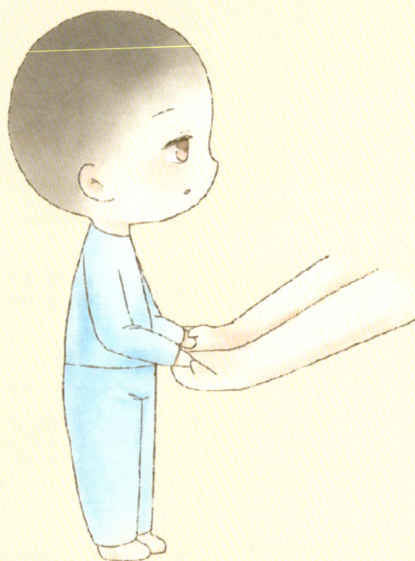

6个月

双手被扶着时能站得很直。

添加辅食的正确信号

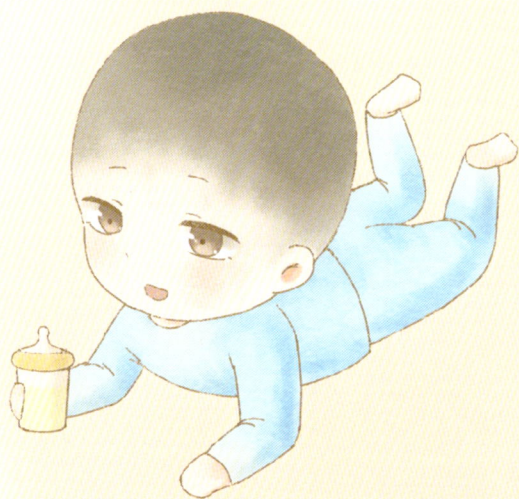

1 体重达到出生时的2倍以上（大于 6 kg）。

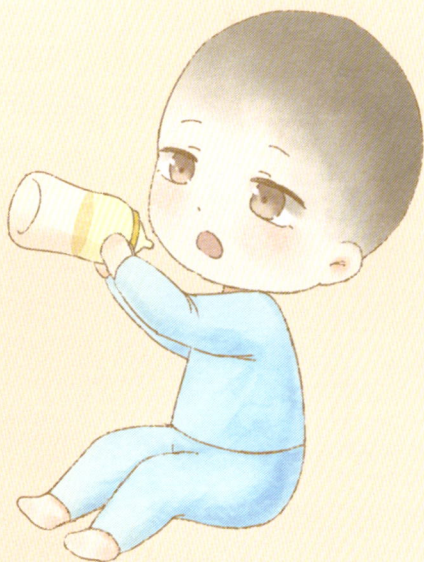

2 保持颈部直立时，头部可左右摇摆。

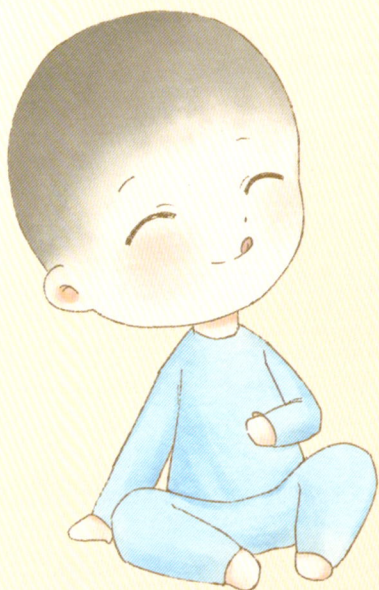

3 挺舌反射消失。

4 对食物感兴趣。

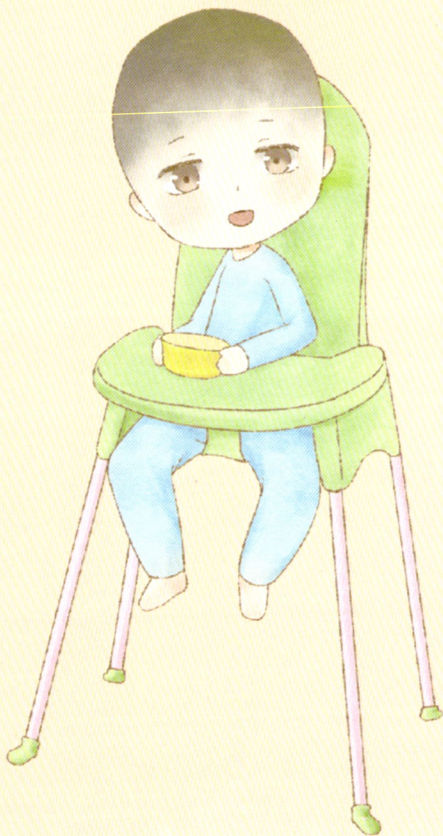

离乳的正确方式及
小贴士

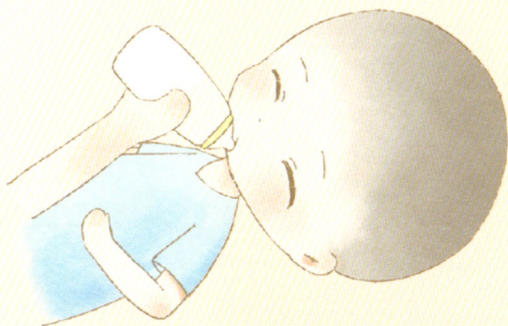

减少亲喂次数

减少母乳喂养的次数，缩短每次母乳喂养的时间，延长母乳喂养的间隔时间。

避免宝宝饥饿

可定时给宝宝提供辅食或小零食，尽量不要让宝宝感觉到饥饿。

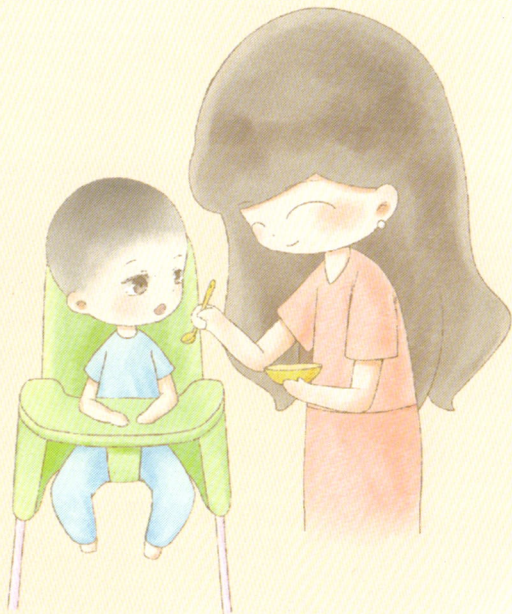

逐渐开始断奶

建议先断白天或下午的奶，此时宝宝通常比较活跃，容易忘记吃奶。

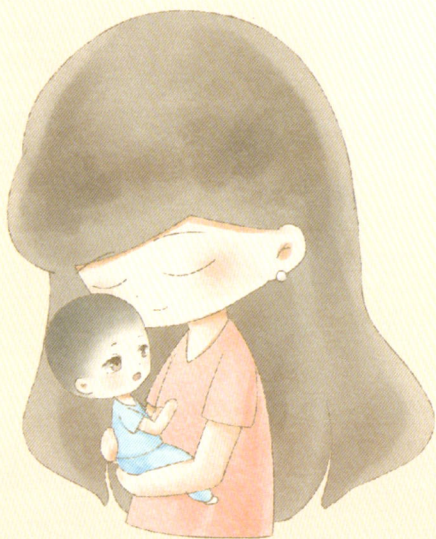

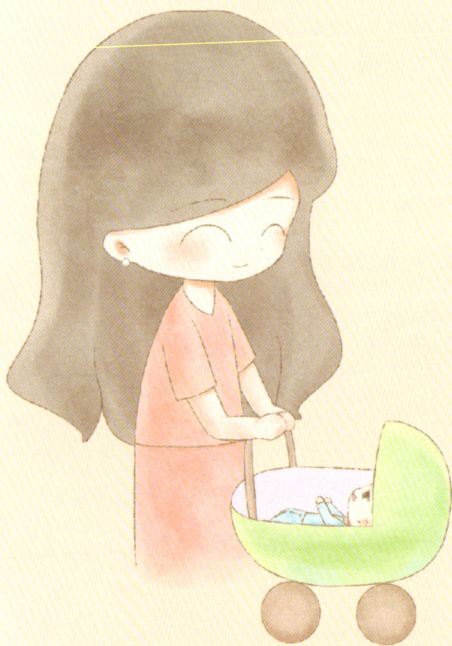

远离吃奶环境

带宝宝出门，减少环境因素与吃奶之间的联想。请注意：不要在经常吃奶的地方玩耍。